कोरोनरी हृदय रोग

बचाव एवं उपचार की राह

डॉ. यतीश अग्रवाल
रेखा अग्रवाल

राजकमल प्रकाशन
नयी दिल्ली पटना इलाहाबाद

प्रथम संस्करण 2004

दूसरी आवृत्ति 2010

ISBN: 81-267-0957-1

सलाहकार मंडल

डॉ. कमल के. सेठी, कार्डियोलॉजिस्ट
अध्यक्ष, दिल्ली हार्ट एंड लंग इंस्टीट्यूट,
पंचकुंइया रोड, नई दिल्ली

डॉ. मुकेश गोयल, कार्डियक सर्जन
एस्कॉर्ट्स हार्ट इंस्टीट्यूट,
ओखला रोड, नई दिल्ली

कलापक्ष : आकांक्षा

चित्र संयोजन : अभिमन्यु सिन्हा

आवरण : तापस सरकार

रूप-सज्जा : नरेश शर्मा

राजकमल प्रकाशन प्राइवेट लिमिटिड

1-बी, नेताजी सुभाष मार्ग, दरियागंज

नई दिल्ली-110 002

फोन 011–23274463, 011–23288769

Website : www.rajkamalprakashan.com

Coronary Hridaya Rog:
Bachav Avam Upchar Ki Raah
By Dr. Yatish Agarwal & Rekha Agarwal
E-mail : dryatish@yahoo.com

मूल्य 50 रु.

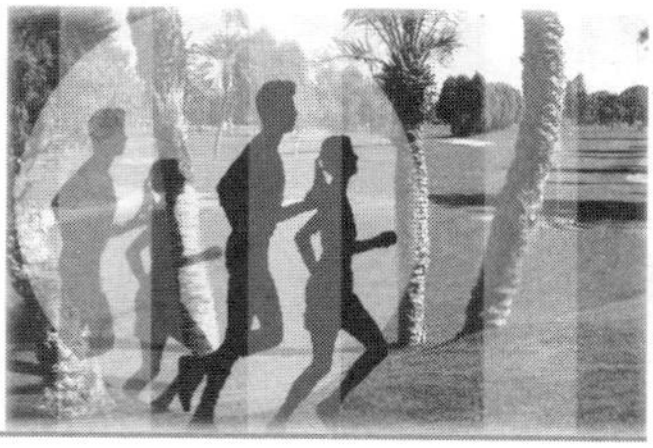

अनुक्रम

पुराना रोग, नए तेवर

कोरोनरी हृदय रोग

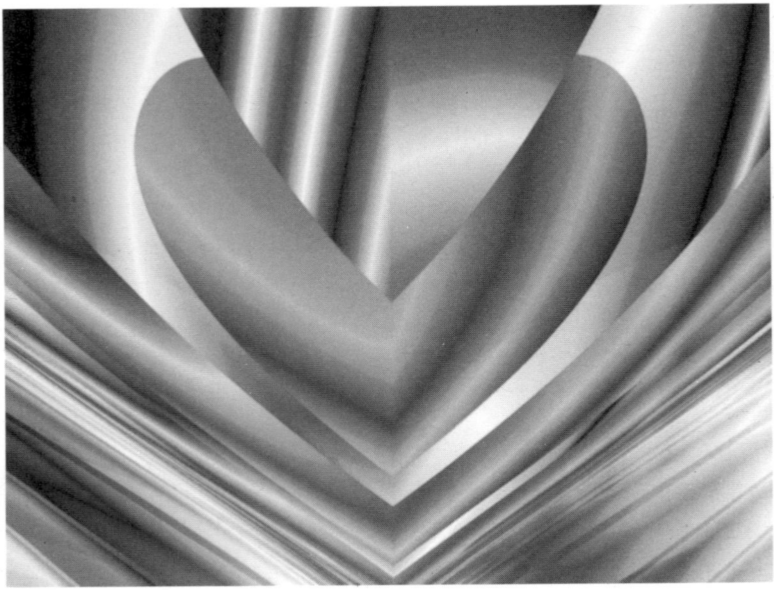

चिकित्सा साहित्य में कोरोनरी हृदय रोग का पहला वर्णन ढाई हजार साल पुराने आयुर्वेद ग्रंथों में मिलता है। लेकिन आधुनिक जीवन के नए रंग-ढंग ने रोग के तेवर बदल दिए हैं। यह रोग अब प्रगतिशील देशों में महारोग का दर्जा पा चुका है। उसे शै देने का सबसे बेहतरीन गैम-प्लेन बचाव की राह पर चलना है, पर रोग हो जाए फिर भी जिंदगी निराशा में बिता देना ठीक नहीं। उचित उपचार से जीवन अपनी स्वस्थ धुरी पर लौट सकता है और जीवन का दिव्य संगीत दिल की धड़कनों में पुनः ध्वनित हो सकता है।

जीवन-सूत्र कितना कोमल है। वह क्या पुष्प से कोमल नहीं, जो वायु के झोंके सहता है और मुरझाता नहीं ? क्या वह लताओं से कोमल नहीं, जो कठोर वृक्षों के झोंके सहती लिपटी रहती है ? क्या वह पानी के बुलबुलों से कोमल नहीं, जो जल की तरंगों पर तैरते हैं, और टूटते नहीं ?

प्रेमचंद
रंगभूमि

जीवन का सुर-संगीत दिल की धड़कनों में ही बसा है। उसी से ऊर्जित होकर खून समूचे शरीर में दौड़ता है और हमें जीवन से भर देता है। दिल की धड़कनों में कितनी ताकत है, यह अनुमान इस बात से लग सकता है कि हमारे शरीर में धमनियों के जाल की लंबाई लगभग एक लाख किलोमीटर है। इसके बावजूद दिल की धड़कनों में इतना वेग होता है कि वह इसे जीवनदायी गंगा से भर दे।

माँ के गर्भ में भ्रूण जब सिर्फ 23 दिन का होता है तभी से नन्हा दिल काम करना शुरू कर देता है। उसके बाद ज़ब तक प्राण रहते हैं, तब तक वह पूरी मेहनत के साथ काम करता रहता है। मूल डिजाइन देखें तो दिल असल में चार सक्रिय कोठरियों का जोड़ है। दो कोठरियाँ दाईं तरफ, और दो बाईं तरफ। इनके मिल-जुल के काम करने से ही उसके दो पंप बनते हैं। दायाँ पंप गंदे खून को साफ होने के लिए फेफड़ों में भेजता है, तो बायाँ फेफड़ों से आए साफ खून को पूरे शरीर में पंप करता है।

मुट्ठी-भर बड़ा 12 आउंस का लाल-भूरा वयस्क दिल दिन-रात कड़ी मेहनत करता है। यह एक मिनट में 70-80 बार और दिन में लगभग एक लाख बार फैलता और सिकुड़ता है। इसके फैलने-सिकुड़ने से जो धड़कनें पैदा होती हैं, उनमें इतना जोर होता है कि हर मिनट पाँच लीटर खून हमारी धमनियों में पंप होता रहता है। यह दिल की सामान्य दिनचर्या है। जब-जब हम शारीरिक या मानसिक दबाव के दौर से गुजरते हैं, दिल को अपने काम की गति और भी तेज करनी पड़ती है। इन कठिन घड़ियों में दिल प्रति मिनट 40 लीटर खून भी धमनियों में पंप कर सकता है। इस स्वच्छ खून से मिलने वाली ऑक्सीजन और ग्लूकोज़ से ही शरीर के हर अंग और उसकी असंख्य कोशिकाओं को जीवन-शक्ति प्राप्त होती है।

दिल और कोरोनरी धमनियाँ

दिल को काम करने की ऊर्जा कोरोनरी धमनियों से मिलती है। मुख्य कोरोनरी धमनियाँ आयतन में पेंसिल की गोलाई जितनी मोटी होती हैं। उनसे छोटी-बड़ी कई शाखाएँ निकलती हैं जो दिल के हर हिस्से में फैलकर उसकी शक्तिशाली पेशियों को ऑक्सीजन और ग्लूकोज़ पहुँचाती हैं।

कोरोनरी धमनियों में यह नायाब गुण है कि उनका व्यास आवश्यकता पड़ने पर बढ़ सकता है। जब-जब दिल का काम बढ़ता है, कोरोनरी धमनियाँ फैल जाती हैं। उनके भीतर खून का दौरा बढ़ जाता है और दिल बढ़ी हुई मात्रा में ऊर्जा पाने लगता है। इसी से दिल हर कठिन परिस्थिति में बेखटके काम करता रहता है।

कोरोनरी हृदय रोग क्या है

शरीर के सरल नियमों के प्रति लापरवाही बरतने, माता-पिता से दोषयुक्त जींस मिलने और उम्र बढ़ने पर कोरोनरी धमनियों की गोलाकार दीवारों पर वसा की परत जम जाती है। उनका लचीलापन नष्ट हो जाता है, उनमें सिकुड़न आ जाती है और उनके भीतर खून का दौरा घट जाता है। इस रोगमय स्थिति में कोरोनरी धमनियाँ दिल की पेशियों की ऑक्सीजन की माँग पूरी नहीं कर पातीं।

यही कोरोनरी हृदय रोग है। इसमें दिल की कामकाजी ताकत घट जाती है। पहले दौड़-धूप और फिर सामान्य जीवनकर्म का दायित्व उठा पाना दिल के लिए मुश्किल हो जाता है। जब-जब काम का बोझ बढ़ता है, दिल व्याकुल हो जाता है। इसी से ऐंजाइना के लक्षण प्रकट होते हैं। हृद्पेशियों को ऑक्सीजन की कमी होती है, तो सीने में अचानक दर्द और घुटन होने लगती है। लगता है कि जैसे सीने पर वजन रखा है। छाती भिंचती हुई मालूम होती है। यह खतरे की घंटी है कि दिल कभी भी भारी विपत्ति में फंस सकता है।

यह विपदा दिल का दौरा है जिसके कारण लाखों जीवन हर साल खाक हो जाते हैं। जिंदगियाँ सफलता के शिखर पर पहुँचने से पहले कट कर गिर जाती हैं। जीवन बच भी जाता है तो मन आशंकित रहता है कि न जाने कब विदाई का समय आ जाए।

पुराना रोग, नए तेवर

कोरोनरी हृदय रोग आज मानव समाज के सम्मुख बड़ी चुनौती बना हुआ है। चिकित्सा साहित्य में इसका पहला वर्णन यद्यपि 2500 वर्ष पुराने आयुर्वेद के प्राचीन ग्रंथों में बखूबी मिलता है, किंतु इसकी भयावहता आधुनिक काल में ही अधिक बढ़ी है। जैसे-जैसे हमने प्रगति की है, सुख-सुविधाएँ बढ़ी हैं, हमारे जीने का ढंग भी बदल गया है। यांत्रिकता के स्वर हर तरफ मुखर हैं। शारीरिक निष्क्रियता बढ़ी है। मेहनत-मशक्कत के अवसर नहीं रहे। यह समृद्धि का ही श्राप है कि समाज में मोटापा बढ़ रहा है। खानपान संतुलित नहीं रहा। हर तरफ तनाव है और नई चुनौतियों से जूझते मानव- मानवी में मानसिक असंतोष बढ़ रहा है। आर्थिक-सामाजिक ढाँचे में अस्थिरता और मानवीय रिश्तों में दरारें आ गई हैं। वर्तमान युग के इन्हीं नए तेवरों के कारण कोरोनरी हृदय रोग दुनिया के सभी उन्नतिशील देशों में बढ़-चढ़कर हो रहा है।

बीते तीन दशकों में भारतीयों में कोरोनरी हृदय रोग की दर में तीन गुना वृद्धि

हुई है। रोग शहरों में अधिक फैला है, पर गाँव भी उससे बचे नहीं हैं। आज शहरी भारतीयों में 7.6 से 12.6 प्रतिशत वयस्क और ग्रामीण भारत में 3.1 से 7.4 प्रतिशत वयस्क कोरोनरी हृदय रोग से पीड़ित हैं। जनसंख्या बढ़ने के साथ-साथ इस संख्या में निरंतर बढ़ोतरी हो रही है। यदि वृद्धि की यही दर बनी रही, तो एक गणना के अनुसार सन् 2010 में दुनिया के 60 प्रतिशत कोरोनरी हृदय रोगी भारत के निवासी होंगे। यह देश कोरोनरी हृदय रोगियों का सबसे बड़ा गढ़ होगा।

भारतीय नागरिकों में कोरोनरी हृदय रोग को लेकर चिंता के कुछ अन्य पहलू भी हैं। उन्नत देशों में यह रोग अधेड़ तथा प्रौढ़ उम्र के लोगों में होता है, लेकिन भारत में 30 वर्ष की उम्र से ही रोगियों की संख्या बढ़ने लगती है। काकेशियाई रोगियों की तुलना में यह रोग भारतीयों में अधिक प्रबल है। यहाँ 50-55 प्रतिशत कोरोनरी हृदय रोगियों में एक नहीं, तीन-तीन कोरोनरी धमनियाँ रुग्ण होती पाई गई हैं। उनमें सिकुड़न भी किसी एक छोटे हिस्से में सीमित न होकर प्रायः पूरी धमनी में फैली होती है। रोग का यह विस्तार उपचार में कठिनाई प्रस्तुत करता है। पूरी की पूरी धमनी बंद होने पर कोरोनरी ऐंजियोप्लास्टी नहीं हो पाती और बायपास ऑपेरशन से ही हृदय को नया जीवन मिल पाता है।

कोरोनरी हृदय रोग मुख्य रूप से बड़ी उम्र का रोग है। अतः भारत में जैसे-जैसे लोगों की उम्र बढ़ रही है, कोरोनरी हृदय रोगियों की संख्या भी बढ़ रही है। अब यह देश में मृत्यु का बड़ा कारण बन गया है। यदि समाज में रोग के प्रति जल्द चेतना न जागी तो सन् 2015 में भारत में होने वाली हर तीसरी मृत्यु कोरोनरी हृदय रोग से होगी।

पर इस कठिन स्थिति से अब भी उबरा जा सकता है। थोड़ा-सा मुड़कर देखें तो पाते हैं कि 1930 से 1960 के दशकों में पश्चिमी देश भी इसी दुर्स्थिति से गुजर रहे थे। कोरोनरी हृदय रोग उन्नत देशों में महामारी के रूप में फैला था। पर 1970 के दशक से उस पर नियंत्रण पाने के लिए वहाँ जन-आंदोलन छिड़ गया। बड़े स्तर पर लोगों के बीच अध्ययन कर उन जोखिमकारी तत्त्वों को खोजा गया जिनसे कि रोग प्रेरित होता है। फिर क्या था, लोगों ने जीवन-पद्धति सुधारने के लिए कमर कस ली। तंबाकू के विरुद्ध अभियान, नित्य व्यायाम के लिए सार्वजनिक क्लब, बड़े-बड़े जॉगर्स पार्क, स्वस्थ संतुलित आहार, कोलेस्टेरॉल और मोटापे पर कटौती, तथा मन को स्वस्थ रखने के उपाय जीवनचर्या के अंग बन गए। लोगों ने कोरोनरी हृदय रोग को शै देने की ठान ली तो बाजी भी उनके हाथ ही रही। कोरोनरी हृदय रोगियों की संख्या दिनोंदिन कम होती गई। आज यही मुहिम विकासशील देशों में भी शुरू करने की जरूरत है। हमारे पूर्वज युग-युगांतर से शरीर धर्म के नियमों का पालन करने पर बल देते आए हैं। आज इसी पाठ को जीवन में उतारने की जरूरत है। यजुर्वेद की **जीवेम शरदः शतं** की प्रार्थना को फलीभूत करने का यही एक रास्ता है।

निकालिए अपने हृदय का भविष्यफल

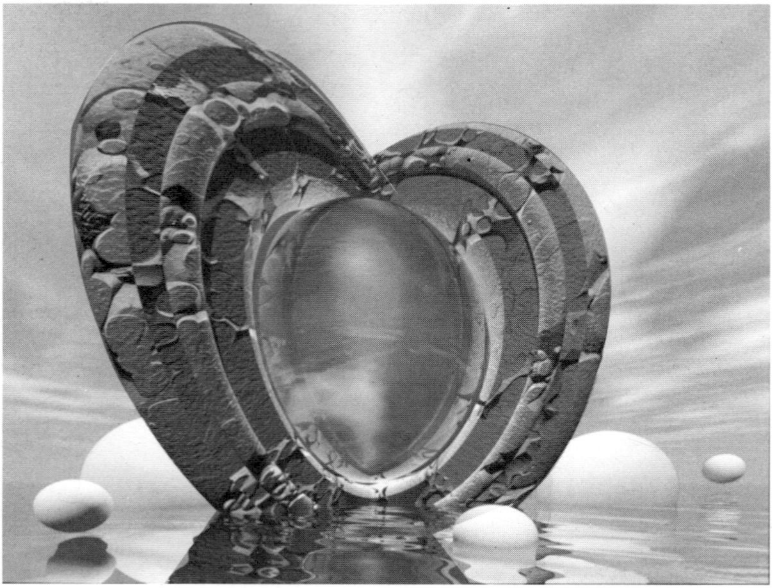

दुनिया के बहुत से संस्थानों ने हजारों लोगों को अनुसंधान में सहभागी बना और जैव प्रयोगशालाओं में शोध कर कोरोनरी हृदय रोग के प्रेरक तत्त्वों को खोज निकाला है। यह कार्य चाहे अभी पूरा नहीं हुआ है, पर उससे बचाव की राह स्पष्ट हो गई है। रोग-विज्ञानियों ने एक ऐसा अनूठा 'रिस्क स्कोर स्केल' भी तैयार किया है जिसमें अपने अंक भरकर यह अनुमान लगाया जा सकता है कि अगले दस वर्षों में दिल का दौरा होने का कितना रिस्क है। समय से चेत जाने और बचाव के उपाय करने से रिस्क को घटाकर जीवन में पुन: स्वास्थ्य-दीप प्रज्ज्वलित किए जा सकते हैं।

शरीर-संबंधी नियमों को हम कब तोड़ते हैं, इसका हमें पता नहीं चलता।
और जो सिद्धांत इंसान के बनाए कानून के बारे में हैं,
वही कुदरत के कानून के बारे में भी है कि
अज्ञान इसका कोई बचाव नहीं है।

मोहनदास करमचंद गांधी
मीरा बहन को पत्र

अच्छे स्वास्थ्य के लिए जीवन में संयम और संतुलित आचरण आवश्यक है। हमारे पूर्वजों ने यह शाश्वत सत्य सदियों पूर्व ही पहचान लिया था। *चरक-संहिता* और *सुश्रुत-संहिता* में ऐसे अनेक संदर्भ मिलते हैं जिनमें हृदय और जीवन-पद्धति के अनन्य संबंध को उकेरा गया है। चरक ने हृदय रोग के उत्प्रेरक कारणों की समुचित व्याख्या की है :

अत्यादानं गुरुस्निग्धमचिन्तनमचेष्टनम्।
निद्रासुखं चाप्यधिकं कफहृद्रोगकारणम् ॥

चरक संहिता, सूत्रस्थानम् 17.33

(भरपेट से ज्यादा, गरिष्ठ और वसायुक्त भोजन, अधिक चिंताएँ पालना, एक ही जगह बैठे-बैठे समय बिताना और नींद प्रिय होना कफ को उभारते हैं और हृदय को रोगी बनाते हैं।)

अब आधुनिक विज्ञान ने भी इसी सत्य की पुष्टि की है। कोरोनरी धमनियों में चर्बी की परतें जमने और उनके सिकुड़ने की रोग-प्रक्रिया कैसे जन्म लेती है, इस संबंध में बहुत से रहस्य बूझ लिए गए हैं। उन प्रमुख रोग-प्रेरक तत्त्वों की तलाश कर ली गई है जो कोरोनरी हृदय रोग के जोखिम को बढ़ाते हैं।

प्रमुख जोखिमकारी तत्त्व

धूम्रपान

धूम्रपान करनेवालों में कोरोनरी हृदय रोग होने की प्रबल संभावना रहती है। उन लोगों में जो रोज की 20 सिगरेट पीते हैं, कोरोनरी हृदय रोग का जोखिम तीन से पाँच गुना बढ़ जाता है। यह रिस्क फिल्टरवाली सिगरेट या बीड़ी पीने से कम नहीं होता। कौन कितनी सिगरेट पीता है, जोखिम भी उतना ही होता है। यह जोखिम उन स्त्रियों में भी बढ़ जाता है जो गर्भ से बचने के लिए गर्भनिरोधक गोलियाँ लेती हैं।

तंबाकू के विषैले धुएँ में 4000 हानिकारक रसायन पहचाने जा चुके हैं। हरेक के अपने-अपने दुष्प्रभाव हैं। उनके कारण हृदय-गति बढ़ जाती है, साथ ही रक्त-संचार प्रणाली में गतिरोध भी बढ़ जाता है। रक्त की ऑक्सीजन-वाहक क्षमता घट जाती है

और कोरोनरी धमनियों में खून का दौरा घट जाता है। यानी एक ओर तो दिल की ऑक्सीजन की माँग बढ़ती है, लेकिन दूसरी ओर दिल को पहुँचने वाली ऑक्सीजन में कटौती हो जाती है। दिल के साथ इससे बड़ी नाइंसाफी क्या होगी भला !

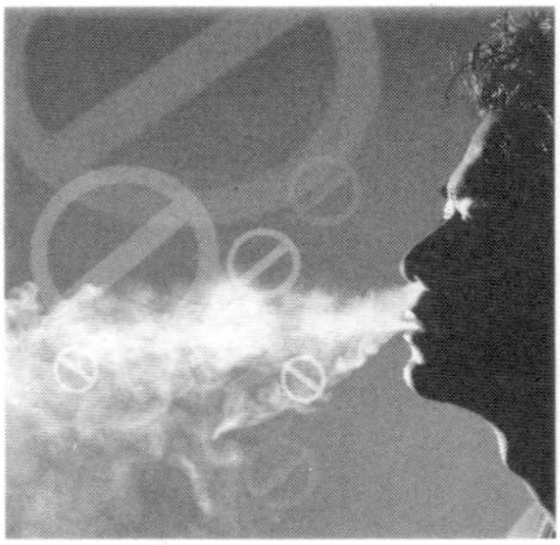

बात यहीं खत्म नहीं हो जाती। तंबाकू का दुष्प्रभाव खून के विभिन्न तत्त्वों पर भी दिखता है। इन दुष्परिवर्तनों से रक्त-कणों के थक्के बनने की आशंका बढ़ जाती है। यह थक्का कोरोनरी धमनी में फँसकर दिल का दौरा उत्पन्न कर सकता है। असर शरीर के मेटाबॉलिज्म पर भी पड़ता है। खून में हानिकारक कोलेस्टेरॉल बढ़ जाता है और बचावकारी एच.डी.एल. कम हो जाता है। लेकिन इतना कुछ करने के बाद भी तंबाकू के धुएँ को चैन कहाँ ! वह एड्रिनल ग्रंथि और शरीर की जैव प्रणाली में भी आग लगाता है। एड्रिनलिन के बनने से हृदय की गति तो बढ़ती ही है, दिल की तालबद्धता टूटने का भी जोखिम रहता है। इससे अचानक ही मृत्यु हो सकती है।

कोलेस्टेरॉल एवं ट्राइग्लिसराइड्स

शरीर में वसीय पदार्थ कोलेस्टेरॉल और ट्राइग्लिसराइड्स के बढ़ने से धमनियों में चर्बी जमने की गति तेज हो जाती है, अतः इन दोनों को ही संतुलन में रखना जरूरी है।

कोलेस्टेरॉल के प्रमुख स्रोत क्रीमयुक्त दूध, घी-मक्खन और मांस हैं, लेकिन शरीर इसे अपने से भी बनाता है। शरीर का 80% कोलेस्टेरॉल यकृत में बनता है। कोलेस्टेरॉल रक्त में अघुलनशील है, इसीलिए अपने को घुलनशील बनाने के लिए प्रोटीन के साथ गठबंधन कर लेता है। इसी से लाइपो-प्रोटीन का जन्म होता है। आणविक रचना और गुणों के आधार पर लाइपो-प्रोटीन की कई किस्में हैं : अति निम्न घनत्व वाली लाइपो-प्रोटीन्स (वी.एल.डी.एल.), निम्न घनत्व वाली लाइपो-प्रोटीन्स (एल.डी.एल.) और उच्च घनत्व वाली लाइपो-प्रोटीन्स (एच.डी.एल.)। रक्त में कोलेस्टेरॉल का 60-70% अंश एल.डी.एल. तथा 20-30% अंश एच.डी.एल. के रूप में रहता है। कोलेस्टेरॉल के दोनों घटकों का हृदय से घनिष्ठ किंतु अलग-अलग संबंध है। एल.डी.एल. हानिकारक है, यह धमनियों में चर्बी के जमने की क्रिया को बढ़ावा देता है; जबकि एच.डी.एल. बचावकारी है और धमनियों को कोलेस्टेरॉल से मुक्त कराने के प्रयास में जुटा रहता है। दोनों का स्तर ही सामान्य बनाए रखना जरूरी है।

ट्राइग्लिसराइड्स शरीर में चर्बी का भंडार हैं। नित्य जितनी अतिरिक्त कैलोरी बचती हैं, शरीर उसका एक बड़ा अंश ट्राइग्लिसराइड्स में बदल देता है और संग्रहण के लिए उसे वसा कोशिकाओं को सौंप देता है। ट्राइग्लिसराइड्स बढ़ने पर भी धमनियों

में चर्बी जमने की रफ्तार बढ़ जाती है। भारतीयों और दूसरे दक्षिण एशियाई मूल के लोगों में कोरोनरी हृदय रोग उत्प्रेरित करनेवाला यह एक महत्वपूर्ण कारक है।

कोलेस्टेरॉल के विभिन्न घटकों एवं ट्राइग्लिसराइड्स का गणित

वसा का रूप	अनुकूल स्तर (mg/dl)	सुधार-योग्य स्तर (mg/dl)	अस्वास्थ्यकर स्तर (mg/dl)
कुल कोलेस्टेरॉल	200 से कम	200-239	240 या अधिक
एल.डी.एल. कोलेस्टेरॉल	130 से कम	130-159	160 या अधिक
एच.डी.एल. कोलेस्टेरॉल	45 से अधिक	40-45	40 से कम
ट्राइग्लिसराइड्स	150 से कम	150-199	200 या अधिक

उच्च रक्तचाप

रक्तचाप के बढ़े रहने से भी कोरोनरी हृदय रोग का रिस्क बढ़ता है। यह संकट दोहरा होता है : धमनियों में वसीय जमाव की क्रिया तेज हो जाती है, और दिल की पेशियों के आकार में वृद्धि होने से दिल की ऑक्सीजन की माँग बढ़ जाती है। रक्तचाप जितना अधिक हो, संकट भी उतना ही बढ़ जाता है।

वयस्क व्यक्तियों में रक्तचाप : कब सामान्य, कब असामान्य

अवस्था	सिस्टौलिक रक्तचाप (मिलीमीटर मरक्यूरी)	डायास्टौलिक रक्तचाप (मिलीमीटर मरक्यूरी)
सामान्य	120 या कम	80 या कम
उच्च सामान्य	120-139	80-89
उच्च रक्तचाप		
पहली अवस्था	140-159	90-99
दूसरी अवस्था	160 या अधिक	100 या अधिक

डायबिटीज

ब्लड शुगर बढ़ने पर वसीय-रासायनिकी उलट-पुलट हो जाती है। धमनियों में वसा का जमना तेज हो जाने से कोरोनरी धमनी रोग होने का जोखिम बढ़ जाता है। मधुमेही महिलाओं में यह खतरा दुगुना, तो मधुमेही पुरुषों में डेढ़ गुना आँका गया है। किसी को मधुमेह के साथ-साथ उच्च रक्तचाप हो, या वह धूम्रपान करता हो, तो रिस्क कई गुना हो जाता है।

आनुवंशिकी

कोरोनरी हृदय रोग की उपज में जैनेटिक भूमि भी महत्वपूर्ण है। किसी निकट रक्तसंबंधी जैसे भाई-बहन, माता-पिता, दादा-दादी या नाना-नानी को रोग हो, तो जोखिम बढ़ जाता है। इसका कुछ संबंध एक जैसी जीवनशैली से भी हो सकता है।

मोटापा

मोटापे का शरीर के कई रोगों से घनिष्ठ संबंध है। रक्तचाप बढ़ जाता है, डायबिटीज हो जाती है, कोलेस्टेरॉल और ट्राइग्लिसराइड्स बढ़ जाते हैं। सभी स्थितियाँ दिल के लिए नुकसानदेह हैं। दिल का बोझ भी बढ़ जाता है। जिन लोगों के पेट पर अधिक चर्बी जमी होती है और तोंद निकल आती है, उनमें कोरोनरी धमनी रोग होने की आशंका बढ़ जाती है। दिल का दौरा पड़ने पर जीवन बचा पाना भी अधिक कठिन होता है।

शारीरिक निष्क्रियता

आधुनिक उपकरणों और सुख-साधनों ने जीवन इतना आसान बना दिया है कि सभी कार्य बैठे-बैठे हो जाते हैं। रिमोट कंट्रोल से दूर बैठे ही उपकरण चला लीजिए, लिफ्ट में बटन दबाते ही किसी भी मंजिल पर पहुँच जाइए, कार-स्कूटर पर बैठिए और झटपट गंतव्य पर पहुँच जाइए। शरीर को हिलाने-डुलाने और चलने-फिरने की जरूरत ही नहीं रही। इसमें समय की बचत तो है, पर यह गतिहीनता मोटापे, उच्च रक्तचाप और डायबिटीज को आमंत्रण देती है, कोरोनरी धमनी रोग के जोखिम को भी बढ़ाती है।

सिन्ड्रॉम-एक्स

भारतीय मूल के लोगों में एक नए संलक्षण का पता चला है, जिसे सिन्ड्रॉम-एक्स का नाम दिया गया है। इसमें शरीर में इंसुलिन की मात्रा बढ़ी हुई होती है, तोंद निकली होती है, ट्राइग्लिसराइड बढ़ जाते हैं, रक्तचाप बढ़ा हुआ होता है, और किसी-किसी को डायाबिटीज भी होती है। इसका संबंध किसी एक ऐसी कंजूस जीन से जोड़ा जा रहा है जो शरीर की कैलोरी की खपत कम रखती है। जिन्हें फाके काटने पड़ें, उनके लिए यह जीन उपयोगी है। पर भोजन का पूरा आनंद लेने पर कैलोरी इतनी सरप्लस साबित होती हैं कि सिन्ड्राम-एक्स हो जाता है और कोरोनरी धमनियों में भी चर्बी जम जाती है।

लाइपो-प्रोटीन (ए)

खून में लाइपो-प्रोटीन (ए) के बढ़ने से भी कोरोनरी हृदय रोग को बढ़ावा मिलता है। खून में रक्त कणों का थक्का बनने और उसके किसी कोरोनरी धमनी में फँसने से रक्त

का प्रवाह अचानक रुक सकता है। भारतीय मूल के लोगों में यह जैव-रासायनिक असामान्यता कोरोनरी धमनी रोग की उपज में महत्वपूर्ण तत्त्व हो सकती है।

मनोसामाजिक कारण

मन का शरीर से अटूट बंधन है। क्रोध, ईर्ष्या, द्वेष, दुश्‍चिंता, उच्चाकांक्षा जीवन में तनाव उत्पन्न कर स्वास्थ्य पर प्रतिकूल प्रभाव डालते हैं। मन के कुपित रहने से हृदय पर बुरा असर पड़ता है। आधुनिक जीवन का अकेलापन, डिप्रेशन और चिंताएँ भी हृदय के ऊपर बुरा असर डालती हैं। इनसे कोरोनरी हृदय रोग होने की आशंका बढ़ जाती है।

नई कड़ियों की तलाश

कुछ अध्ययनकर्त्ताओं ने कोरोनरी हृदय रोग को क्लेमाइडिया न्यूमोनी बैक्टीरिया के संक्रमण से बीजा गया रोग होने की संभावना भी प्रस्तुत की है। कुछ वर्षों से फ्री-रेडिकल्स का सिद्धांत भी दिलचस्पी का केंद्र बना हुआ है। इस मत के अनुसार एल.डी.एल. कोलेस्टेरॉल की बहुतायत में उपजे फ्री-रेडिकल जहाँ एक ओर धमनियों में संकुचन लाते हैं और रक्त कणों का चिपचिपापन बढ़ाते हैं, वहीं दूसरी ओर धमनियों की आंतरिक सतह को भी नुकसान पहुँचाते हैं। कुछ अध्ययनों में शरीर में विटामिन बी$_6$, विटामिन बी$_{12}$ और फोलिक एसिड की कमी से हुई होमोसिस्टिन की असामान्य वृद्धि को भी रोगकारी बताया गया है।

जीव-विज्ञानियों के लिए कोरोनरी हृदय रोग से जुड़े जोखिमकारी तत्त्वों की खोज बड़ी चुनौती बनी हुई है। पर रोग-विज्ञानियों ने सामुदायिक स्तर पर अध्ययन कर हृदय का भविष्यफल निकालने का एक सरल फार्मूला भी दिया है।

निकालिए अपने हृदय का भविष्यफल

सभी प्रमुख जोखिमकारी तत्त्वों जैसे उम्र, कोलेस्टेरॉल, रक्तचाप, धूम्रपान, एच.डी.एल. कोलेस्टेरॉल और ब्लड शुगर का कोरोनरी हृदय रोग की उपज में कितना हाथ है, इस आधार पर हरेक के विभिन्न स्थितियों में अंक दिए गए हैं, जिन्हें जोड़कर यह रिस्क स्कोर निकाल आता है कि आनेवाले 10 वर्षों में दिल का दौरा पड़ने का कितना रिस्क है।

जोखिमकारी तत्त्वों के अंक जोड़ें

1. उम्र के अंक

उम्र (वर्षों में)	पुरुष होने पर जोखिम अंक	स्त्री होने पर जोखिम अंक
34 से कम	–1	–9
35-39	0	–4
40-44	1	0
45-49	2	3
50-54	3	6
55-59	4	7
60-64	5	8
65-69	6	9
70-74	7	10

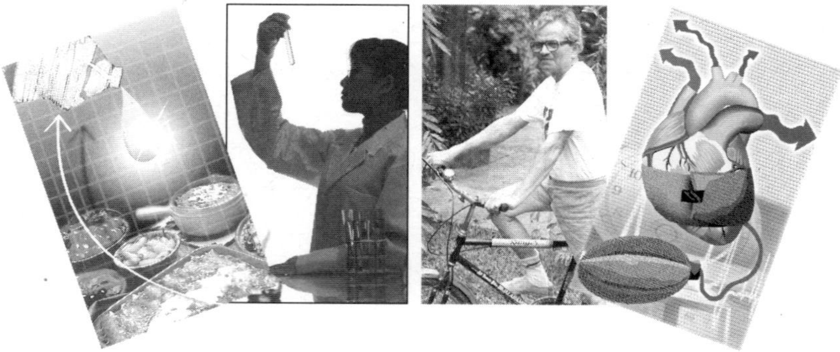

2. कोलेस्टेरॉल के अंक

कुल कोलेस्टेरॉल (mg/dl)	पुरुष होने पर जोखिम अंक	स्त्री होने पर जोखिम अंक
160 से कम	–3	–2
160-199	0	0
200-239	1	1
240-279	2	2
280 या अधिक	3	3

3. रक्तचाप (सिस्टौलिक) के अंक

रक्तचाप (मि.मी.मरक्यूरी में)	पुरुष होने पर जोखिम अंक	स्त्री होने पर जोखिम अंक
120 से कम	0	–3
120-129	0	0
130-139	1	1
140-159	2	2
160 या अधिक	3	3

4. ब्लड शुगर (खाली पेट) के अंक

ब्लड शुगर (mg/dl)	पुरुष होने पर जोखिम अंक	स्त्री होने पर जोखिम अंक
110 से कम	0	0
110-126	1	2
126 से अधिक	2	4

5. एच.डी.एल. कोलेस्टेरॉल के अंक

एच.डी.एल. (mg/dl)	पुरुष होने पर जोखिम अंक	स्त्री होने पर जोखिम अंक
35 से कम	2	5
35-44	1	2
45-49	0	1
50-59	–1	0
60 या अधिक	–2	–3

6. धूम्रपान जनित जोखिम अंक

बीड़ी/सिगरेट पीते हैं	22
नहीं	00

आइए जोड़ लें इन सभी अंकों को

	आपके अंक
उम्र	◯
कोलेस्टेरॉल	◯
रक्तचाप	◯
ब्लड शुगर	◯
एच.डी.एल. कोलेस्टेरॉल	◯
धूम्रपान	◯
कुल जोखिम अंक	◯

अंकों से रिस्क स्कोर निकालें

कुल अंकों के आधार पर अब अगले दस वर्षों में दिल का दौरा होने का रिस्क स्कोर जानें :

आपके कुल अंक	दौरा पड़ने की आशंका दर		आपके कुल अंक	दौरा पड़ने की आशंका दर	
	पुरुष	*स्त्री*		*पुरुष*	*स्त्री*
1	2	1	10	20	4
2	3	2	11	25	7
3	4	2	12	30	8
4	5	2	13	35	11
5	6	2	14	45	13
6	7	2	15		15
7	9	3	16		18
8	13	3	17		20
6	15	3			

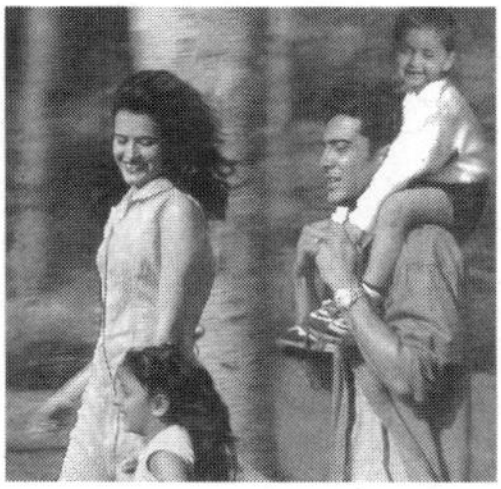

आइए चलें बचाव की राह पर

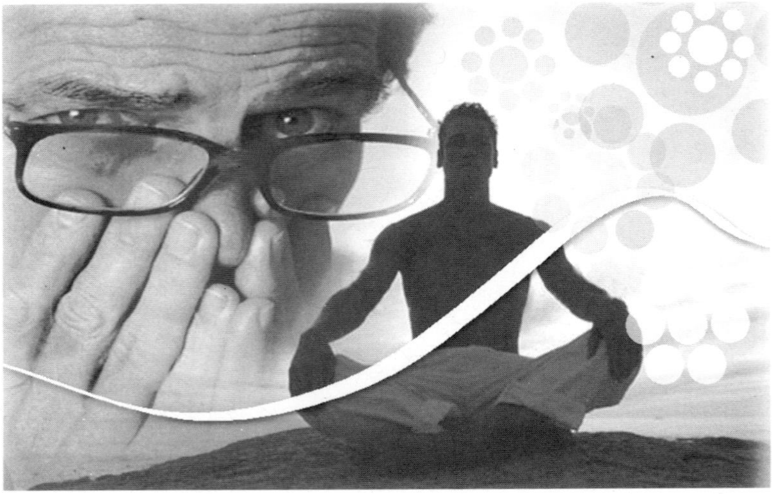

बचाव की राह पर चलना जीवन में सदा खुशियाँ देता है। आरंभ में चेत जाने, जीवन में सामंजस्य के रंग भरने, शारीरिक नियमों का अनुपालन करने से जिंदगी सीधी-सरल रहती है। किसी को रोग हो जाए, तब भी इसी रास्ते चलकर रोग को साधा जा सकता है। जीने का ढंग सुधार लें तो कोरोनरी धमनियों का स्वास्थ्य बेहतर बन सकता है। उनमें चर्बी की परतें जमने और उनके लगातार सिकुड़ने की रोग-प्रक्रिया पर उलटी गिनती शुरू हो न हो, रोग के बिगड़ने पर रोक अवश्य लग सकती है। यह राह बहुत कठिन नहीं है। आवश्यकता संकल्प लेने और कुछ सामान्य नियम जीवन में उतार लेने भर की है।

वास्तव में जीवन सौंदर्य की आत्मा है; पर वह सामंजस्य
की रेखाओं में जितनी मूर्तिमत्ता पाता है,
उतनी विषमता में नहीं।

महादेवी वर्मा
अतीत के चलचित्र

थोड़ा-सा अनुशासन, थोड़ा-सा संयम और थोड़ी-सी अनुप्रेरणा जीवन को सुख से भर देनेवाले तीन मूल स्तंभ हैं। इन पर चलकर बहुत से रोगों से बचा जा सकता है। दिल की हिफाजत का सीधा सिद्धांत है—उन सरल नियमों को जीवन का अंग बना लें जिनसे कोरोनरी धमनियाँ सँकरी होने से बची रह सकती हैं। इस राह चलने से जीवन में सदा सुख के स्वर गूँजते रह सकते हैं।

धूम्रपान से मुक्ति पाएँ

धूम्रपान कोरोनरी हृदय रोग का प्रबल प्रेरक है। यह सत्य जान लेने के बाद भी कोई धूम्रपान को तिलांजलि न दे तो यह खुदकुशी से कम नहीं। लेकिन जैसे सुबह का भूला शाम को घर लौट आए तो उसे भूला नहीं कहते, वैसे ही कोई समय से चेत जाए और धूम्रपान त्याग दे तो उसके दुष्प्रभाव से धीर-धीरे मुक्ति मिल जाती है। धूम्रपान छोड़ने के दो वर्ष बाद ही धूम्रपान से जुड़ा कोरोनरी हृदय रोग संबंधित जोखिम खत्म हो जाता है।

धूम्रपान न छोड़ने के अनेक बहाने हो सकते हैं, पर एक बार ठान लें तो उसे छोड़ना मुश्किल नहीं है। शुरू में हुड़क तो उठती है, लेकिन इरादा बुलंद हो तो मुश्किल नहीं होती। दुनिया में अब तक चालीस करोड़ से अधिक लोग धूम्रपान को तिलांजलि दे चुके हैं।

क्या खाएँ, कितना खाएँ

आहार और स्वास्थ्य का आपस में घनिष्ठ संबंध है। हम क्या और कितना खाते हैं, वजन, कोलेस्टेरॉल, ट्राइग्लिसराइड्स, ब्लड शुगर और रक्तचाप पर इसका गहरा प्रभाव पड़ता है। स्वस्थ आहार स्वस्थ जीवन-पद्धति का अनिवार्य अंग है। उससे जुड़े कुछ मूल मंत्र यहाँ प्रस्तुत हैं :

जीने के लिए खाएँ। भोजन उतना ही करें, जितना कि जरूरी है। अतिरिक्त कैलोरी चाहे जिस भी रूप में ली जाएँ, ट्राइग्लिसराइड्स और नुकसानदेह एल.डी.एल. कोलेस्टेरॉल को बढ़ाती हैं। मोटापे से उबरने के लिए भी कैलोरी गणित पर ही सबसे अधिक ध्यान देने की आवश्यकता है।

तली हुई चीजें त्यौहार पर ही। पूरी-कचौड़ी, पराँठा, छोले-भटूरे, समोसे, पकौड़े, आलू की टिक्की, पापड़ी, मठरी, दालमोठ और भुजिया जैसी चीजें जुबान को कितनी ही रास आएँ, उनसे परहेज बरतने में ही समझदारी है। एक तो उनमें कैलोरी कूट-कूट कर भरी होती हैं, दूसरा उनमें तेल होने से कोलेस्टेरॉल गणित पर भी अनुचित प्रभाव पड़ता है।

जंक फूड में है कैलोरी भरी। कुल कैलोरी और वसीय मात्रा की दृष्टि से पीट्ज़ा, हैमबर्गर, ट्रिपल सेंडविच और फ्रेंच फ्राइज सभी नुकसानदेह हैं। उनसे तौबा करने में ही हित है।

खाना पकाने का तेल : कितना और कौन-सा। जैव रासायनिक स्तर पर खाना पकाने के तेलों में तीन प्रकार की वसा होती है—संतृप्त वसा (सेचुरेटेड फैट), एकलअसंतृप्त वसा (मोनोअनसेचुरेटड फैट) और बहुअसंतृप्त वसा (पॉलीअनसेचुरेटड फैट)। संतृप्त वसा से एल.डी.एल. कोलेस्टेरॉल बढ़ता है, अतः उसे सीमित मात्रा में ही लेना चाहिए। असंतृप्त वसा से एच.डी.एल. कोलेस्टेरॉल बढ़ता है, किंतु यह लाभ एक सीमा तक ही मिलता है। अधिक मात्रा में असंतृप्त वसा से भी ट्राइग्लिसराइड्स और कोलेस्टेरॉल में वृद्धि होती है। संतृप्त वसा के प्रमुख भंडार मक्खन, घी, वनस्पति घी, नारियल और ताड़ का तेल हैं। उनमें बने पकवान स्वास्थ्य के लिए उत्तम नहीं होते। हाइड्रोजिनेटिड वनस्पति घी में ट्रांस-फैटी एसिड होते हैं। ये भी नुकसानदेह हैं और एल.डी.एल. कोलेस्टेरॉल को बढ़ाते हैं।

एकलअसंतृप्त वसा और बहुअसंतृप्त वसा, दोनों ही भोजन में बराबर-बराबर मात्रा में लिए जाने चाहिए। मूँगफली, सरसों और जैतून के तेल में एकलअसंतृप्त वसा अधिक होती है; और करडी, सूरजमुखी, सोयाबीन और मकई के तेल में बहुअसंतृप्त वसा अधिक होती है। कुछ पकवान एक प्रकार के तेल में, और कुछ दूसरे प्रकार के तेल में बनाएँ।

पूरे दिन में कुल तीन से चार छोटे चम्मच (15-20 ग्राम) खाना पकाने का तेल ही प्रयोग करें। वसा की बाकी दैनिक जरूरत अनाज, दालों और सब्जियों से पूरी हो जाती है। मेवों जैसे बादाम, काजू और मूँगफली तथा दूध, पनीर, चीज़ और क्रीम में भी वसा प्रचुर मात्रा में होती है।

बहुअसंतृप्त वसा वाले तेल में बने पकवान भी अगर बार-बार गरम किए जाएँ तो बहुअसंतृप्त वसा का हाइड्रोजनीकरण हो जाता है जिससे यह हानिकारक संतृप्त वसा तथा फ्री रेडिकल में तब्दील हो जाती है। अतः स्वास्थ्यप्रद यही है कि चीजों को तलने के बजाय उन्हें स्टीम, बेक या ग्रिल कर लें।

रेशेदार वनस्पतियाँ सोने पर सुहागा। हरी पत्तेदार सब्जियाँ, फलियाँ, पत्तागोभी, मटर, गाजर, हरी मिर्च, शलजम और करेला; फल जैसे नाशपाती, अलूचे, सेब, केला और संतरा; छिलकेदार दालें, चौकर वाला आटा और इसबगोल प्राकृतिक रेशे (डाइटरी

फाइबर) में धनी होते हैं। ये कोलेस्टेरॉल को अपने से बाँध लेते हैं और शरीर में जज्ब नहीं होने देते। इन्हें नियम से लेने से एक ओर नुकसानदेह कोलेस्टेरॉल का स्तर घटता है और दूसरी ओर पौष्टिक तत्त्वों, विटामिन और खनिजों की भी पूर्ति होती है। विटामिन सी, विटामिन ई, कैरोटीन, फ्लेवीन और सेलेनियम ऐंटिऑक्सीडेंट का भी काम करते हैं और धमनियों की दीवारों पर चर्बी के जमने की क्रिया पर अंकुश लगाते हैं। यानी कि आम के आम, गुठलियों के दाम!

अल्पाहार के लिए सलाद। जब-जब अल्पाहार का मन करे, बिस्कुट, नमकीन, दालमोठ, मिठाई जैसी उच्च कैलोरी वाली चीजें लेने के बजाय कच्ची शाक-सब्जियाँ और फल का आनंद उठाएँ। सलाद, खीरा, ककड़ी, गाजर, मूली, टमाटर, प्याज, लेटयूस, पत्तागोभी और फलों में पौष्टिक तत्व मिलने के साथ-साथ कैलोरी भी कम होती हैं।

मीठे से कन्नी काटें। मिठाई, केक, बिस्कुट, पेस्ट्रीज, जैम, शहद, मुरब्बा, मीठे अचार, चटनी, चॉकलेट, बॉर्नविटा, हार्लिक्स, तथा कंदमूल वाली सब्जियों, जैसे चुकंदर, शक्करकंदी और आलू सीमित मात्रा में ही लें। इन सभी चीजों में कैलोरी की भरमार होती है।

डबल टोन्ड दूध ही भला। खालिस दूध पीनेवालों को चाहे यह सच कड़वा लगे, पर मलाईयुक्त दूध, क्रीम और उस दूध से बने पनीर, खोया में संतृप्त वसा प्रचुर मात्रा में होती है। अतः दूध पीने का सुख उठाना चाहें तो डबल टोन्ड या सप्रेटा दूध ही प्रयोग करें। इससे बना पनीर और दही भी स्वास्थ्य के लिए उत्तम है।

मांस कभी-कभार ही भला। इस मैड काओ और चिकन फ्लू के युग में बहुत से लोगों ने शाकाहार का दामन थाम लिया है। यह प्रेरणा अस्थायी ही कही जा सकती है! लेकिन कोलेस्टेरॉल का गणित सुधारना चाहें, तो गोश्त, खासकर अंगों का मांस जैसे भेजा, कलेजी और गुर्दा, सुअर की चर्बी, सॉसेज, मुर्गा, अंडे का पीला हिस्सा कभी-कभार ही लेना ठीक है। इन सभी चीजों में कोलेस्टेरॉल बहुत मात्रा में होता है।

मछली का लुत्फ उठाएं। कॉड और मेकेरल उन समुद्री मछलियों में से हैं जिनमें औमेगा-3 फैटी एसिड पाए जाते हैं। ये ट्राइग्लिसराइड्स को घटाती हैं। हफ्ते में 200-400 ग्राम कॉड और मेकेरल लें तो कोलेस्टेरॉल गणित के लिए उपयोगी है। पर फ्राइड मछली नुकसानदेह है।

प्याज, अदरक और लहसुन के गुण। प्याज, अदरक और लहसुन एलियम परिवार से जुड़ी उपयोगी वनस्पतियाँ हैं। इनका नियमित सेवन नुकसानदेह कोलेस्टेरॉल अंशों में कमी लाता है, एच.डी.एल. कोलेस्टेरॉल में वृद्धि करता है तथा खून में प्लेटलेट कणों की चिपचिपाहट भी कम करता है।

मदिरा लें तो बस एक प्याला। प्रतिदिन 60 एमएल मदिरा लेने से एच.डी.एल. कोलेस्टेरॉल में वृद्धि होती है, पर यह सीमा लाँघने पर स्थिति बदल जाती है। अधिक पीने वालों में ट्राइग्लिसराइड्स बढ़ जाते हैं, रक्तचाप भी बढ़ सकता है, और लगातार

जमकर पीने वालों में कार्डियोमयोपैथी होने की भी आशंका रहती है—दिल की पेशियाँ अपनी ताकत खो देती हैं और उनकी खून को पंप करने की क्षमता घट जाती है।

नित्य व्यायाम के लाभ

नित्य व्यायाम करना तन-मन दोनों के लिए ही स्वास्थ्यवर्धक है। हृदय सुरक्षा की दृष्टि से उसके अनेक लाभ हैं :

- हृदय की क्षमता बढ़ जाती है। उसकी ऑक्सीजन की खपत घट जाती है।
- कोरोनरी धमनियों में खून का दौरा बढ़ जाता है। सँकरी कोरोनरी धमनियों के क्षेत्र में नई धमनियाँ पनप आती हैं जो रक्त-प्रवाह को कायम रखने की पुरजोर कोशिश करती हैं। खून की ऑक्सीजन संवहन की क्षमता भी बढ़ जाती है। अतः दिल को पहले के मुकाबले अधिक ऑक्सीजन पहुँचने लगती है।
- खून के थक्के बनने की प्रवृत्ति घटती है। प्लेटलेट रक्त-कणों का चिपचिपापन, खून का गाढ़ापन घटता है। दिल का दौरा पड़ने की दर में कमी आती है।
- रक्त में एल.डी.एल. कोलेस्टेरॉल की मात्रा घटती है और स्वास्थ्यवर्धक एच.डी.एल. कोलेस्टेरॉल में वृद्धि होती है।
- मधुमेह, उच्च रक्तचाप या मोटापा हो, तो उन पर नियंत्रण पाने में मदद मिलती है।
- मन अच्छा रहता है। तनाव से मुक्ति मिलती है।

एक साथ इतने सारे फायदे ! लेकिन जीवन की आपाधापी में अपने स्वास्थ्य पर ध्यान देने का समय ही कहाँ है ! जो भी हो, दिल की खैरियत के लिए समय की इतनी-सी कुर्बानी एकदम जरूरी है।

अगर आप एक स्वस्थ नौजवान हैं तो कोई भी व्यायाम या शारीरिक मेहनत वाले खेल चुन लें। लेकिन 35 के बाद थोड़ी सावधानी बरतने में ही समझदारी है। पहले व्यायाम का अभ्यास न हो या हृदय रोग से पीड़ित हों तो डॉक्टर से अवश्य सलाह कर लें। व्यायाम अचानक शुरू करना और अपनी सामर्थ्य की सीमाओं को पार कर जाना जोखिमकारी है।

ऐरोबिक व्यायाम हर उम्र के लिए उचित है। तेज गति से चलना, धीमा दौड़ना, साइकिल चलाना, तैरना और रस्सी कूदना ऐरोबिक किस्म के व्यायाम हैं। इनमें हमारी पेशियों को जरूरत के अनुसार ऑक्सीजन मिलती रहती है। दिल, रक्त-संचार और श्वसन प्रणाली में मजबूती आती है। उन पर अचानक दबाव नहीं बढ़ता। डॉक्टर से अनुमति लेकर हृदय-रोगी भी इनसे लाभ उठा सकता है। उसके पुनर्वास में क्रमबद्ध व्यायाम की अहम भूमिका है।

हृदय-रोगियों के लिए घूमना सबसे अच्छा व्यायाम है। लेकिन इसमें भी ज्यादा हड़बड़ी दिखाना या अपनी सामर्थ्य से ज्यादा घूमने की कोशिश करना ठीक नहीं है। उतना ही, और उतनी ही गति से चलें जैसी कि डॉक्टर की सलाह हो। व्यायाम का पूरा लाभ पाने के लिए अनुशासन जरूरी है। हफ्ते में कम-से-कम चार दिन व्यायाम

जरूर करें। पर कोशिश यही रहे कि सातों दिन समय निकालें। कोई दिक्कत आए तो, डॉक्टर से सलाह लें।

ध्यान और योग के गुण

योग मात्र व्यायाम नहीं, बल्कि जीवन की संपूर्ण कला है। नित्य ध्यान और यौगिक व्यायाम में समय बिताने से हृदय, मन, रक्त-संचार प्रणाली और फेफड़ों के स्वास्थ्य पर अनुकूल प्रभाव पड़ता है। कोरोनरी हृदय रोग की गंभीरता में कमी आती है। किंतु योगासन का चयन और प्रशिक्षण किसी जानकार योग प्रशिक्षक और डॉक्टर की देखरेख में ही होना चाहिए।

मधुमेह और रक्तचाप पर नियंत्रण पाएँ

जीवन में अनुशासन की अपनी उपयोगिता है। मधुमेह और उच्च रक्तचाप जीवन-भर चलनेवाले रोग हैं, लेकिन जरूरी एहतियात बरती जाए और नियम से इलाज लिया जाए तो दोनों रोग वश में किए जा सकते हैं। दिल की हिफाजत के लिए यह सावधानी बेहद जरूरी है।

चलें स्वस्थ जीवनपथ पर

मन और तन के बीच अटूट रिश्ता है। यह निर्मल सत्य दिल पर भी लागू होता है। मन को प्रसन्न रखें। खुश रहना एक कला है, मात्र परिस्थितियों की सौगात नहीं। कोई उसी एक परिस्थिति में फूला नहीं समाता तो कोई बिल्कुल नाखुश और खिन्न हो जाता है। अच्छे स्वास्थ्य के लिए जीवन की गति आनंददायक बनाए रखना बेहद जरूरी है। तनाव के क्षण अगर आएँ भी, तो उनमें डूबें नहीं, उनसे उबरने की कोशिश करें। कोई परेशानी हो, तो उसका व्यावहारिक हल ढूँढ़ें। अपनी खुशियाँ और गम सिर्फ अपने तक न रखें, उन्हें प्रियजनों के साथ बाँटना सीखें। हर समय काम में ही उलझे न रहकर परिवार के साथ हँसें-खेलें भी, मौज-मस्ती भी करें। निःस्वार्थ भाव से दूसरों की मदद करने से भी मन संतोष पाता है। यह आत्मिक सुख उम्र बढ़ाता है और जीवन में सुकून पैदा करता है। जबकि जीवन की दौड़ को हमेशा होड़ के रूप में लेने से स्वास्थ्य बिगड़ता है। अनावश्यक रूप से उद्वेलित होना न सिर्फ नासमझी है, बल्कि हानिकारक भी है। जीवन के प्रति स्वस्थ और सकारात्मक नजरिया सुख और आत्मिक आनन्द की ओर अग्रसर करता है। यही जीवन-दर्शन स्वस्थ दिलो-दिमाग की कुंजी है।

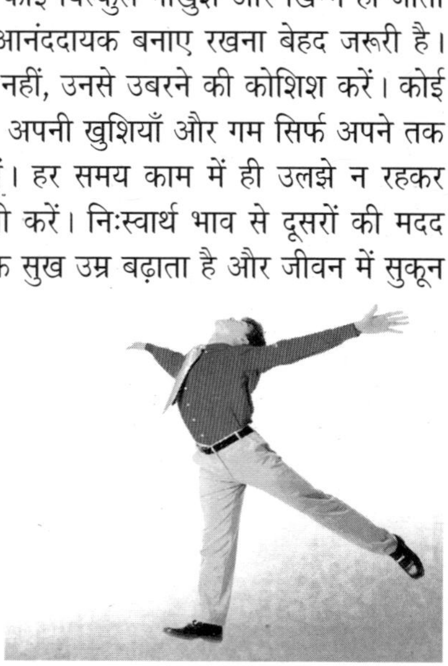

दर्द से भर आए दिल

ऐंजाइना पैक्टोरिस

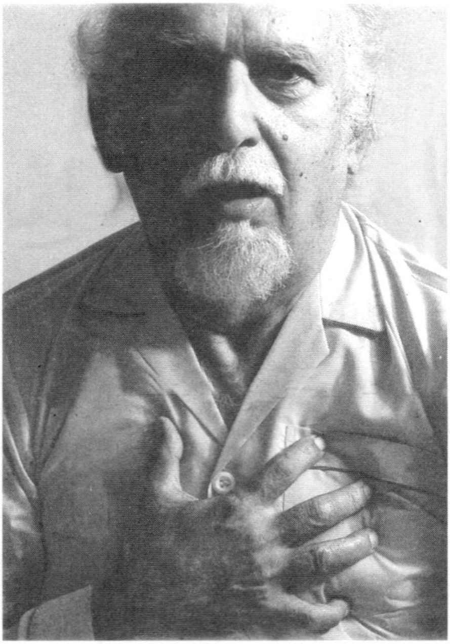

कोरोनरी धमनियों के सिकुड़ने पर दिल की पेशियाँ ऑक्सीजन के लिए तरसने लगती हैं। उनकी छटपटाहट बढ़ जाती है तो सीने में दर्द होने लगता है और दम घुटने लगता है। संस्कृत में यही हृत्शूल है, और लेटिन में यही ऐंजाइना पैक्टोरिस! ऐंजाइना का राज बस इतना सा है। इससे उबरने के लिए जहाँ एक तरफ दवाएँ, कोरोनरी ऐंजियोप्लास्टी और बायपास आपरेशन जैसी रहनुमा तरकीबें हैं, वहीं दूसरी तरफ जीने की ललक भी जरूरी है। जीने के रंग-ढंग को नए सिरे से रचकर ही जीवन में सुख का सागर जिंदा रखा जा सकता है।

छाती में अचानक उठने वाला यह तेज दर्द हृत्शूल है। यह छाती के मध्य में अजीब-सी घुटन पैदा कर देता है। लगता है कि अब साँस नहीं आएगी। यह विकार रस और वायु के असंतुलन से उपजता है।

सुश्रुत-संहिता

ऐंजाइना पैक्टोरिस के बारे में भला किसने न सुना होगा! मुंबइया फिल्मों और टेलीविजन धारावाहिकों के कहानीकार अक्सर इसके माध्यम से मेलोड्रामा उत्पन्न कर दर्शकों के दिल को छू जाते हैं। सच यह है कि ऐंजाइना दिल की बीमारी में उठनेवाले कुछ खास लक्षणों का समूह है। अचानक ही सीने में तेज दर्द और घुटन होने लगती है, छाती भिंचती हुई मालूम देती है और मन बेचैन हो उठता है। समस्या की जड़ कोरोनरी धमनियों में छिपी होती है जो सामान्य स्थिति में दिल की पेशियों की ऑक्सीजन की माँग पूरी कर लेती हैं, किंतु जब दिल पर काम का बोझ बढ़ता है तो उसकी यह माँग पूरी नहीं कर पातीं।

क्यों होता है ऐंजाइना

अधिकांश लोगों में ऐंजाइना कोरोनरी धमनियों के सिकुड़ने से जन्म लेता है। चर्बी जमने से कोरोनरी धमनियाँ जब सँकरी हो जाती हैं, तो उनमें खून का दौरा घट जाता है और दिल की पेशियों को पूरी ऑक्सीजन नहीं मिल पाती। दिल इस तंगहाली में भी जैसे-तैसे काम चलाता रहता है। किंतु जब उस पर दबाब बढ़ता है, उससे यह बोझ सहा नहीं जाता और वह रह-रहकर अपना कष्ट व्यक्त करने लगता है। दिल पर यह जोर कई तरह से पड़ सकता है। किसी भी प्रकार का शारीरिक कार्य, भरपेट भोजन करने के बाद चलना, मानसिक तनाव, उत्तेजना, क्रोध, बहुत ज्यादा खुशी या गम दिल का काम बढ़ा देते हैं। इन सभी स्थितियों में ऐंजाइना मुखरित हो सकता है। तुरंत आराम कर लेने या दवा लेने से ऑक्सीजन की कमी मिट जाती है और दर्द भी दूर हो जाता है।

कुछ लोगों में ऐंजाइना किसी एक कोरोनरी धमनी के अचानक संकुचित होने से भी जन्म लेता है। यह प्रक्रिया अस्थायी होती है। इसे कोरोनरी आर्टरी स्पैज्म कहते हैं। यह प्रिंजमेटल ऐंजाइना कहलाता है।

लक्षण

अचानक सीने में दर्द होने लगता है। साथ ही अजीब-सी घुटन या दबाव महसूस होने लगता है। लगता है कि जैसे छाती भींची जा रही है। उस पर बड़ा वजन रख दिया

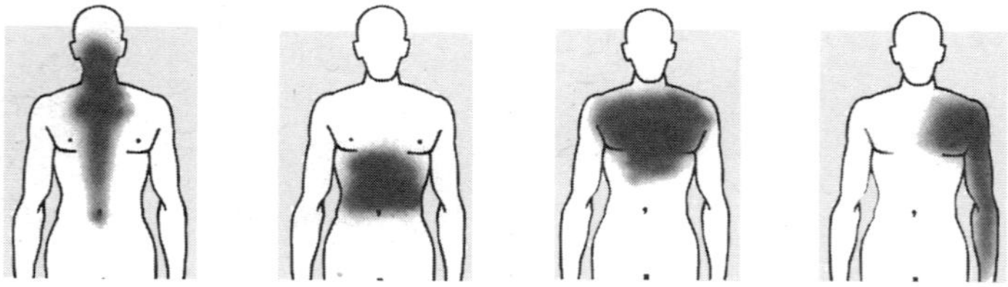

गया है। दम घुटा जा रहा है। इन लक्षणों की तीव्रता अलग-अलग समय पर अलग-अलग हो सकती है। यह दर्द सीने के बीचोंबीच वक्षास्थि पर केंद्रित होता है। यहाँ से यह बाईं बाँह या दोनों बाँहों में फैल सकता है। ऊपर की तरफ गर्दन, जबड़ा, गला, कंधा भी गिरफ्त में आ सकते हैं। कभी-कभार दर्द सिर्फ पेट के ऊपरी हिस्से में ही उठता है और उसकी सच्चाई जान पाना टेढ़ी खीर साबित होता है। दर्द की तीव्रता पहले कम होती है, पर थोड़ी ही देर में चरम पर पहुँच जाती है। कुल मिलाकर यह दर्द आधे मिनट से आधे घंटे तक बना रहता है। जुबान के नीचे नाइट्रोग्लीसरीन की गोली रखने से दर्द 45 सेकेंड से पाँच मिनट के भीतर मिट जाता है।

कुछेक लोगों में ऐंजाइना जैसी स्थिति उत्पन्न होने पर दर्द उठने के बजाय साँस उखड़ जाता है, चक्कर आते हैं, थकान होती है या हिचकियाँ लग जाती हैं। मधुमेह होने पर कई बार कोई भी लक्षण नहीं दिखाई देते।

कुछ लोग रात में सोते हुए अचानक दर्द के कारण उठ बैठते हैं। यह ऐंजाइना दिन में पैदा होने वाले कष्ट से बिल्कुल मिलता है। नींद में यह कैसे और क्यों उपजता है, यह एक पहेली है। संभव है कि उत्तेजक या भयानक सपने इसकी एक वजह होते हों। इसी प्रकार कुछ लोगों में आराम से बैठे हुए भी अचानक ऐंजाइना उभर आता है। यह स्थिति कोरोनरी धमनी के संकुचन में जाने से पैदा होती है।

सीने का हर दर्द ऐंजाइना नहीं !

छाती के बाएँ हिस्से या बाईं बाँह में उठनेवाला हर दर्द ऐंजाइना नहीं होता। यह दर्द कई अलग-अलग प्रकार के विकारों से संबंधित हो सकता है। खाने की नली की सूजन (इसोफ़ेजाइटिस) एक ऐसा ही विकार है। दोनों में ही सीने के बीचोंबीच दर्द उठता है और दोनों में ही नाइट्रोग्लीसरीन की गोली काम करती है। पर दोनों के बीच एक भेद होता है : अम्ल-रोधक (ऐंट एसिड) दवाएँ इसोफेजाइटिस में काम करती हैं, किंतु ऐंजाइना में कामयाब साबित नहीं होतीं। खाने की नली में ऐंडोस्कॉप से जाँच करने पर भी इसोफेजाइटिस के लक्षण साफ दिख जाते हैं।

गर्दन की स्पॉन्डिलोसिस, पसलियों और वक्षास्थि के जोड़ों की सूजन तथा कंधे के जोड़ की गठिया होने पर भी सीने में दर्द उठ सकता है। हर पल चिंता में डूबे रहने से भी छाती की पेशियाँ लगातार भिंची रहती हैं और दर्द उठ जाता है।

डायग्नोसिस

अधिकांश मामलों में ऐंजाइना का निदान लक्षणों के आधार पर होता है। संशय होने पर डॉक्टर कोरोनरी हृदय रोग की छानबीन शुरू कर देते हैं। पहले-पहल इलैक्ट्रो कार्डियोग्राम (ई.सी.जी.) कराया जाता है। किसी को अगर पहले ही दिल का दौरा पड़ चुका हो, तो ई.सी.जी. में उसके परिवर्तन दिख जाते हैं। पर ई.सी.जी. का सामान्य होना कोई बहुत मायने नहीं रखता। संशय बने रहने पर आगे जाँच की जाती है।

शुरू में स्ट्रेस टेस्ट किया जाता है। कार्डियक लैब में ट्रेडमिल (यंत्र-चलित पट्टी) पर चलते हुए दिल की जाँच की जाती है। किंतु स्ट्रेस टेस्ट के नतीजे भी 100 प्रतिशत विश्वसनीय नहीं होते।

थैलियम टेस्ट अधिक विश्वसनीय होता है। इसमें रेडियोधर्मी तत्त्व देकर गामा कैमरा से दिल की पेशियों के अलग-अलग कोण से चित्र उतारे जाते हैं। इन चित्रों के अध्ययन से यह स्पष्ट हो जाता है कि दिल के किस भाग में कितना खून पहुँच रहा है।

कभी-कभी इससे भी मसला नहीं सुलझ पाता। सभी जाँच-परिणाम सामान्य होते हैं, लेकिन रोगी को सीने में बार-बार दर्द उठता रहता है। ऐसे में कोरोनरी ऐंजियोग्राफी की जाती है। उसके अध्ययन से यह पता लगाया जा सकता है कि कौन-सी कोरोनरी धमनी किस भाग में और कितनी सिकुड़ी हुई है। यह जानकारी उपचार का तरीका निर्धारित करने में निर्णायक साबित होती है।

उपचार की राह

ऐंजाइना पैक्टोरिस के होते हुए भी जीवन का सुख जिंदा रखा जा सकता है। इसका पता चलते ही कई लोग हताशा और दुख के सागर में डूब जाते हैं, यह दृष्टिकोण आत्मघाती है। सुख सकारात्मक सोच रख जीवन को नए सिरे से शुरू करने में ही है। उन सभी तत्त्वों पर नियंत्रण पाना जरूरी है, जो कोरोनरी धमनियों में चर्बी जमने की क्रिया को बढ़ावा देते हैं। इस संबंध में हम पिछले अध्याय में पहले ही चर्चा कर चुके हैं, लेकिन यहाँ कुछ मुख्य-मुख्य बातें दोहरा लेना उपयोगी होगा। धूम्रपान छोड़ दें। ऐसी जगह से खिसक जाएँ जहाँ कोई सिगरेट पी रहा हो। उस हवा में साँस लेना भी हानिकारक है। संतुलित आहार की महिमा अपरंपार है। रक्तचाप, रक्त शर्करा और वजन पर भी नियंत्रण निहायत जरूरी है।

जीवन की गति में भी नया तारतम्य बिठाना जरूरी है। अपने स्वास्थ्य को देखकर काम करें, इतना नहीं कि थककर चूर हो जाएँ। दोपहर के भोजन के बाद 15-20 मिनट आँखें मूँद कर आराम करें। घड़ी की सुइयों से लड़ना छोड़ दें। जितना काम कर सकें, आनंदपूर्वक और आराम से करें। हड़बड़ी मचाना ठीक नहीं। मन को काबू में रखना सीखें। योग और ध्यान में मन लगाएँ। क्रोध, द्वेष, भय, चिंता, उत्तेजना से जितना दूर रह सकें, उतना ही बेहतर है।

कुछ छोटी-छोटी एहितयातों पर भी अमल करें। जैसे, भोजन करने के बाद अगले दो-तीन घंटों तक कोई ऐसा काम न करें जिससे कि दिल पर जोर पड़ता हो। उस समय दिल का रिजर्व कम हो जाता है। अधिक ठंड भी दिल का बोझ बढ़ा देती है। अतः ठंड में निकलने से पहले पूरे कपड़े पहनें। छुट्टी मनाने के लिए किसी हिल स्टेशन पर जाना ठीक नहीं। अधिक ऊँचाई वाले क्षेत्रों में ऑक्सीजन की मात्रा कम हो जाती है। यह कमी 8,000 फुट के बाद ही महसूस होने लगती है।

दिल की कामकाजी क्षमता बढ़ाने के लिए अपने डॉक्टर की सलाह से व्यायाम का नियमित कार्यक्रम भी बनाएँ। इसके कई लाभ हैं। कुछ माह तक नियम से व्यायाम करने पर ही दिल की कोरोनरी धमनियों में रक्त-संचार बेहतर हो जाता है। अवरुद्ध कोरोनरी धमनियों के स्थान पर नई उपशाखाएँ उग आती हैं और दिल की पेशियों को पहले के मुकाबले अधिक खून मिलने लगता है। व्यायाम के मुतल्लिक दो बातें गाँठ में जरूर बाँध लें : पहली यह कि व्यायाम उतना ही करें जितना आपका स्वास्थ्य अनुमति दे। और दूसरी, पेट भरा होने पर व्यायाम कदापि न करें। रात्रिभोज के बाद सैर के लिए जाना भी ठीक नहीं।

दवाएँ : लक्षण-मुक्त रहने के लिए कुछ दवाएँ लेना भी जरूरी होता है। सबसे

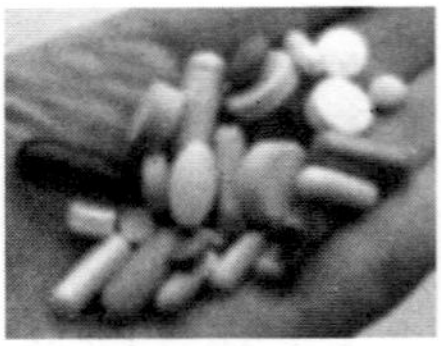

पुरानी ऐंजाइना-रोधी दवा नाइट्रोग्लीसरीन है। यह एक सस्ती और असरदार दवा है, जो बाजार में एंजीसेड, मयोवीन, नाइट्रोमेक सहित कई नामों से मिलती है। इसे जुबान के नीचे रखने से चंद मिनटों में ही आराम आ जाता है। चूँकि एक गोली का असर 30 से 45 मिनट तक बना रहता है, इसलिए इसे किसी मेहनत-मशक्कत से पहले एहतियातन भी लिया जा सकता है। फिर जैसी जरूरत हो, इसे दोहराया जा सकता है। पर दवा के प्रभावी होने के लिए जरूरी है कि दवा पुरानी न हो। रोशनी, हवा और नमी के संपर्क में आने से नाइट्रोग्लीसरीन अपना असर गँवा देती है, इसलिए डिब्बी में इसे कसकर बंद करके रखना चाहिए।

कुछ लोगों को नाइट्रोग्लीसरीन लेते ही सिर में दर्द, बदन में गरमाहट और रक्तचाप घटने की परेशानी हो जाती है। यह दर्द असहनीय हो तो अपने डॉक्टर से सलाह लें। किंतु इस भ्रम में दवा न लेना कि बार-बार उसे लेने से आदत पड़ जाएगी या दवा असर गँवा देगी, निराधार और गलत सोच है। न तो नाइट्रोग्लीसरीन की लत पड़ती है, न बार-बार लेने से उसका असर ही कम होता है।

सहूलियत के लिए नाइट्रोग्लीसरीन अब मरहम की शक्ल में भी बनाई जाने लगी है। ज्यादा देर तक यह धीरे-धीरे थोड़ी-थोड़ी मात्रा में मिलती रहे, इसके लिए नाइट्रोग्लीसरीन पट्टियाँ भी मिलने लगी हैं, जिन्हें 'बैंड-एड' की तरह त्वचा पर चिपकाया जा सकता है। इसे लगाकर मरीज चैन की नींद सो सकता है।

आइसोसॉरबाइड डाइनाइट्रेट भी नाइट्रोग्लीसरीन सरीखी दवा है। पर अंतर यह है

कि इसका असर 6 से 10 घंटे तक रह सकता है। यह दवा आयसोमेक रिटार्ड, आयसोर्डिल, सार्बिट्रेट आदि के नाम से उपलब्ध है। ऐंजाइना से परेशान मरीजों में रोग की उग्रता नियंत्रित करने के लिए इसे नियमित रूप से दिन में कई-कई बार दिया जाता है।

यदि इन दवाओं से आराम न पहुँचे, तो कैल्शियम चैनल बंद करनेवाली या बीटा-ब्लॉकर वर्ग की दवाएँ आजमाई जाती हैं। दोनों साथ-साथ भी दी जा सकती हैं।

बीटा-ब्लॉकर दवाएँ 1970 से प्रचलन में हैं। इनमें पहली दवा प्रोप्रेनोलॉल थी, जिसकी जगह अब ऐटेनेलॉल, मेटोप्रोलॉल, लेबेटालॉल और कार्वेडिलॉल ने ले ली है। ये दवाएँ दिल की ऑक्सीजन की जरूरत घटाती हैं और मानसिक उत्तेजना या शारीरिक कामकाज के समय दिल की धड़कन नहीं बढ़ने देतीं। ये रक्तचाप कम करने में भी काम आती हैं। परंतु इन्हें अचानक बंद करना जोखिम-भरा होता है। एकाएक दिल की लय बिगड़ने और दिल का दौरा पड़ने से जीवन खतरे में पड़ सकता है।

बीटा-ब्लॉकर दवाएँ हर किसी को नहीं दी जा सकतीं। जिन रोगियों की हृदय-गति कम होती है, जिनका दिल काम करने की ताकत खोने लगता है, जिनके पैरों की धमनियों में खून का दौरा घट चुका होता है, या जिन्हें दमा, पुरानी ब्रांकाइटिस या डायबिटीज होती है, उन्हें ये दवाएँ नहीं दी जातीं।

कैल्शियम चैनल ब्लॉकर्स दवाओं में यह उपयोगी गुण है कि ये कोरोनरी धमनियों का व्यास बढ़ा सकती हैं। अतएव प्रिंजमेटल ऐंजाइना में ये विशेष रूप से लाभकारी साबित होती हैं। इन्हें लेने से दिल की पेशियों की ऑक्सीजन की माँग भी कम हो जाती है, जिस कारण ये हर प्रकार के कोरोनरी हृदय रोगी के लिए उपयोगी सिद्ध होती हैं। दमा या डायबिटीज होने पर भी ये दवाएँ ली जा सकती हैं। इस वर्ग की प्रमुख दवाएँ नीफ़ेडीपीन, विरेपामील और डिलटियाजेम हैं।

दिल के दौरे से बचने के लिए रोजाना एस्प्रिन की छोटी गोली लेना भी उपयोगी है। इसे नियम से लेने से रक्त कणों के थक्के बनने का खतरा कम हो जाता है। 90 प्रतिशत मामलों में यह थक्का ही किसी संकरी कोरोनरी धमनी में फँसकर दिल का दौरा उत्पन्न करता है।

जिन लोगों का कोलेस्टेरॉल गणित बिगड़ा हुआ होता है, उनमें स्टेटिन और नियासीन दवाएँ भी उपयोगी साबित होती हैं। स्टेटिन एल.डी.एल. कोलेस्टेरॉल को घटाती हैं और नियासिन लेने से एच.डी.एल. कोलेस्टेरॉल बढ़ता है।

कोरोनरी ऐंजियोप्लास्टी और बायपास सर्जरी : जिन रोगियों को दवाओं से राहत नहीं मिलती या जिनकी बाईं कोरोनरी धमनी बंद पाई जाती है या जिनकी तीन या अधिक कोरोनरी धमनियाँ बंद होती हैं उन्हें रोग से निजात दिलाने के लिए कोरोनरी ऐंजियोप्लास्टी या बायपास सर्जरी की मदद लेनी पड़ती है।

दिल का दौरा

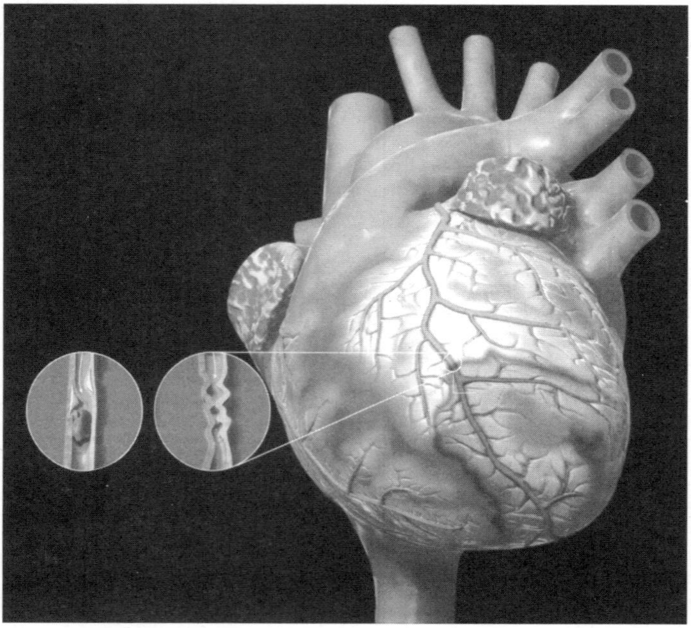

दिल का दौरा जीवन में आँधी-तूफान बन कर आता है। पर जैसे तूफान के बाद दीये में फिर से तेल भर उसे प्रज्ज्वलित करने से जीवन दुबारा जगमग हो जाता है, ठीक वैसे ही दिल के दौरे के बाद निराशा की काल-कोठरी से उबरने के लिए सकारात्मक दृष्टिकोण जरूरी होता है। दौरा पड़ने पर तुरंत डॉक्टर की मदद लेने से स्थिति जल्द सँभाली जा सकती है। पहले कुछ घंटों में अस्पताल पहुँचने पर ऐसी दवाएँ भी दी जा सकती हैं जिनसे दिल की पेशियाँ मृत होने से बच सकती हैं। पर कभी-कभी दिल इसका मौका ही नहीं देता और अलविदा की घड़ी टाले नहीं टलती।

मेरा दिल ग़मगीं है तो क्या ग़मगीं यह दुनिया है सारी
यह दुख तेरा है न मेरा हम सब की जागीर है प्यारी।

फ़ैज अहमद फ़ैज
शीशों का मसीहा

यह जीवन सुंदर है, और कठोर भी! जब दिल का दौरा पड़ता है तो लगता है जैसे जिंदगी भँवर में है। सारी दुनिया ग़मगीं नजर आती है। मन सोचता है न मालूम क्या होगा—नैया पार लगेगी भी कि नहीं! मगर उस समय जीने के लिए सुधबुध से काम लेना जरूरी होता है। एक-एक घड़ी बेशकीमती होती है। कोई जितनी जल्दी सही हाथों में पहुँच उचित उपचार पा ले, उसके बचने की उम्मीद उतनी ही बढ़ जाती है। मृत्यु पर जीवन की जीत होती है।

यह सच है कि दिल का दौरा पड़ने पर जीने-मरने के बीच बहुत कम फासला रह जाता है। हर साल लाखों जानें इसमें होम हो जाती हैं। शिखर की ओर बढ़ते पाँव अचानक कट कर गिर जाते हैं, माँगें सूनी हो जाती हैं, बच्चे उम्र से पहले बालिग होने के लिए विवश हो जाते हैं।

दिल का दौरा जीवन में कभी भी पड़ सकता है। कुछ को पहले कभी कोई तकलीफ नहीं रही होती और दौरा पड़ने पर ही कोरोनरी रोग का पता चलता है। पर ज्यादातर लोगों में कोरोनरी धमनियों के सँकरे होने की प्रक्रिया काफी समय से चल रही होती है। लेकिन उन्होंने बचाव की ओर कोई सार्थक उपाय नहीं किए होते।

दिल का दौरा क्यों पड़ता है

दिल का दौरा किसी कोरोनरी धमनी में अचानक खून का दौरा बंद हो जाने पर पड़ता है। ज्यादातर लोगों में यह धमनी पहले से ही सिकुड़ी होती है। उसके भीतर चर्बी की परत फटने या उसकी खुरदरी हुई अंदरूनी सतह पर रक्तकणों का थक्का बनने से अचानक पूरा रास्ता रुक जाता है, जिससे दिल के इस भाग की पेशियों को ऑक्सीजन और ग्लूकोज़ मिलना बिल्कुल बंद हो जाता है। अगर दिल के उस हिस्से में किसी और कोरोनरी धमनी की सप्लाई नहीं होती, तो उस भाग की पेशियाँ कोशिकीय स्तर पर दम तोड़ देती हैं। यही एक्यूट मयोकार्डियल इन्फार्कशन है, यही है दिल का दौरा।

कुछ मुट्ठीभर लोगों में दिल का दौरा कोरोनरी धमनियों के पूरी तरह खुले होने पर भी पड़ जाता है। यह दुर्घटना कम उम्र के लोगों में धमनी के अचानक संकुचन में चले जाने या धमनी में खून का बड़ा थक्का (इम्बोलस) फँस जाने से होती है।

दौरे की गंभीरता

दिल के दौरे की गंभीरता कई चीजों पर निर्भर करती है। यह तो तय है कि किसी कोरोनरी धमनी में रुकावट आने से ही दौरा हुआ, पर देखने की बात यह है कि रुकावट धमनी के किस हिस्से में है—मुख्य कोरोनरी धमनी में, उसकी किसी बड़ी शाखा में या किसी छोटी उपशाखा में! साथ ही यह जानना भी जरूरी है कि दिल के उस भाग में किसी दूसरी कोरोनरी धमनी की रक्त सप्लाई है या नहीं।

जिस कोरोनरी में रुकावट आई है, वह जितनी बड़ी होगी, हृदय का प्रभावित क्षेत्र भी उतना ही बड़ा होगा। यदि इस क्षेत्र में किसी दूसरी कोरोनरी उपशाखा की रक्त सप्लाई न हो, तो यह सारा का सारा क्षेत्र मृत हो जाता है। अपना एक बड़ा हिस्सा खो देने पर दिल की धड़कनों में जोर नहीं बचता। दिल की खून पंप करने की ताकत कमजोर पड़ जाती है। रक्तचाप गिर जाता है। फेफड़ों में पानी भर सकता है। अंगों में खून का दौरा घटने से वे काम करने लायक नहीं रहते। यही 'कार्डियोजेनिक शॉक' है।

कभी-कभी दौरा पड़ने से दिल का कोई छोटा लेकिन नाजुक हिस्सा मृत हो जाता है। इससे दिल की धड़कनों का संगीत बेसुर-बेताल हो जाता है। उसके अलग-अलग हिस्सों के भरने और सिकुड़ने का तारतम्य टूट जाता है। दिल धड़कता तो है, पर खून को आगे पंप नहीं कर पाता। दिल की धड़कनों की ये अनियमितताएँ कई तरह की हो सकती हैं। समय से उन पर नियंत्रण न हो पाने पर प्राण निकल सकते हैं। ऐसे में तुरंत मिला यथोचित उपचार ही जीवन बचा सकता है।

लक्षण

दिल का दौरा पड़ने पर अचानक ही कई प्रकार के लक्षण प्रकट हो सकते हैं। सीने में जोरों का दर्द होने लगता है। यह दर्द छाती के बीचोंबीच वक्षास्थि के ठीक नीचे शुरू होता है और आसपास के दूसरे हिस्सों में फैल जाता है। कुछ में दर्द सीने के दोनों तरफ फैलता है, पर बाईं तरफ का दर्द ज्यादा आम है। यह दर्द बाईं बाँह की भीतरी तरफ से होते हुए बाईं कलाई और बाएँ हाथ की अँगुलियों के पोरों तक जा सकता है। कुछ में कंधों, गर्दन, जबड़े और पीठ में भी दर्द फैल जाता है। कभी-कभी दर्द छाती में न होकर पेट के ऊपरी हिस्से में ही उठता है।

यह दर्द ऐंजाइना के दर्द से कहीं ज्यादा तेज होता है। लेटने और आराम करने से दर्द में कोई कमी नहीं आती। यह दर्द काफी समय तक रहता है। इसकी अवधि 30 मिनट से लेकर कई घंटों तक हो सकती है। लगता है कि जैसे सीना भिंच रहा है, उसे दबाया जा रहा है, शिकंजे में कसा जा रहा है। कुछ यह महसूस करते हैं कि सीने पर बहुत बड़ा वजन रख दिया गया है, कुछ को लगता है कि जैसे छाती में छुरा घोंप दिया गया है।

कुछ को दर्द के साथ ही साँस फूलने, उबकाई आने, पसीना छूटने और बेहद

कमजोरी लगने की तकलीफ भी होती है। हाथ-पैर ठंडे हो जाते हैं और चेहरा पीला पड़ जाता है।

कुछ का पेट चल जाता है। जब दर्द पेट के ऊपरी हिस्से में उठता है और उसके साथ मितली या उबकाई होती है तो मर्ज को सही-सही समझ पाना डॉक्टर के लिए भी मुश्किल होता है। इक्के-दुक्के मामलों में हिचकियाँ बार-बार उठना ही दौरे का एकमात्र लक्षण होता है।

करीब 20% लोगों में दौरा पड़ने का कोई लक्षण नहीं दिखता। न दर्द उठता है, न कोई तकलीफ होती है। दिल का दौरा पड़ा था, यह बाद में ई.सी.जी. करने से पता चलता है। मधुमेह या उच्च रक्तचाप होने या बुढ़ापे में दौरा पड़ने पर यह विपदा आ सकती है। कई वृद्ध रोगियों में दौरे के लक्षण बिल्कुल अस्पष्ट होते हैं। अचानक दम फूलना, बेहोश हो जाना, असामान्य व्यवहार करना, कमजोरी महसूस करना या अचानक रक्तचाप का गिर जाना वृद्धों में दिल के दौरे के लक्षण हो सकते हैं।

दौरा पड़ने पर क्या करें

- जरा भी संशय हो कि दिल का दौरा पड़ा है, तो तुरंत पास उपस्थित अपने सगे-संबंधी, सहकर्मी या मित्र को इसकी जानकारी दें और जल्दी से जल्दी डॉक्टर को बुला लें। अकेले होने पर, अविलंब अपने डॉक्टर, आपात एम्बूलेंस सेवा या निकट के अस्पताल से संपर्क करें। बिल्कुल स्पष्ट संदेश दें कि दिल का दौरा पड़ा है ताकि समय नष्ट न हो और तुरंत मदद मिल जाए।
- तुरंत नाइट्रोग्लीसरीन की गोली जुबान के नीचे रख लें।
- पास में एस्प्रिन हो, तो उसे मुँह में डालें और चबा लें। चबाने से यह जल्द जज्ब होकर अपना असर दिखा सकेगी। उसके असर से सँकरी धमनी में खून का दौरा बने रहने की संभावना बढ़ जाएगी। दिल का दौरा पड़ने पर एस्प्रिन लेने से मृत्यु दर में 25 प्रतिशत की कमी आती देखी गई है। यह मामूली-सी दवा ही कई लोगों के लिए जीवनरक्षक बन जाती है।
- दौरा पड़ने के बाद शुरू का एक-एक क्षण मूल्यवान होता है। रोगी के पास जो कोई भी हो, उसकी पूरी सुधबुध भी रोगी को बचाने में बहुत महत्व रखती है। दौरा ज्यादा तीव्र हो और रोगी बेहोश हो जाए, तो किसी एक को डॉक्टर और एम्बूलेंस का तुरंत इंतजाम करने का दायित्व सौंपकर, सगे-संबंधी को बगैर एक क्षण खोए उसके प्राथमिक उपचार में जुट जाना चाहिए। संयोगवश कोई कार्डियो पालमोनरी रिससीटेशन (सी.पी.आर.) की सही विधि जानता हो, तो उसे झिझकना नहीं चाहिए। डॉक्टरी मदद पहुँचने तक उसे रोगी के दिल की धड़कन और साँस जिंदा रखने की पूरी कोशिश करनी चाहिए।

क्या करें :

- रोगी को बिना गद्दे के सख्त पलंग या जमीन पर सीधा लिटा दें।
- उसकी टाँगें ऊपर की तरफ उठाएँ। इससे रोगी के मस्तिष्क को खून पहुँच सकेगा।
- इस बात का प्रबंध करें कि रोगी को ताजी हवा मिलती रहे।
- उसके सिर के नीचे से सिराहना हटा लें; और
- अगर जरूरत हो तो सी.पी.आर. शुरू कर दें।

जाँच-परीक्षण

गंभीर किस्म के रोगियों को अस्पताल पहुँचते ही इंटेंसिव कोरोनरी केयर यूनिट (आई.सी.सी.यू.) में दाखिल कर दिया जाता है। यहाँ कई तरह के अत्याधुनिक यंत्र और उपकरण उपलब्ध होते हैं। मॉनीटर के जरिए ई.सी.जी., रक्तचाप, श्वास-क्रिया और खून में ऑक्सीजन की मात्रा पर हर पल नजर रखी जाती है। दिल की धड़कनों की तालबद्धता बिगड़े तो उसे सामान्य बनाने के लिए डिफिब्रिलेटर और अस्थायी पेसमेकर प्रणाली का इंतजाम होता है। डिफिब्रिलेटर से बंद हुई दिल की धड़कन को लौटाया जा सकता है। रक्तचाप, हृदय की गति और उसकी तालबद्धता को बनाए रखने के लिए दवाएँ शुरू कर दी जाती हैं। डॉक्टर, नर्स और पैरा-मेडिकल स्टाफ रोगी की देखरेख में जुटे रहते हैं।

जिन रोगियों के लक्षणों से यह स्पष्ट नहीं होता कि दिल का दौरा पड़ा है, प्राथमिक चिकित्सा देने के बाद उनकी जाँच शुरू कर दी जाती हैं। ई.सी.जी. हर ऐसे रोगी में किया जाता है। पर दिल का दौरा पड़ने के एकदम बाद कुछ घंटों तक ई.सी.जी. सामान्य भी आ सकता है। रक्त की खास जाँचें की जाती हैं। दिल की मृत पेशियों से निकल कर आनेवाले रसायन, जैसे क्रिएटनीन काइनेज, मयोग्लोबिन, ट्रोपोनिन और एल.डी.एच. (लैक्टिक डिहाइड्रोजेनेस) की जाँच की जाती है। पहले चंद घंटों में क्रिएटनीन काइनेज और मयोग्लोबिन के स्तर में वृद्धि होती है, 12 घंटों के बाद ट्रोपोनिन में और 24 से 48 घंटों के बाद एल.डी.एच. में बढ़ोतरी आती है।

उपचार

उपचार संबंधी सभी निर्णय समय की नजाकत को देखते हुए लिए जाते हैं। रोगी को दर्द से निजात दिलाना, दिल की धड़कन सामान्य बनाए रखना, कोई जटिलता न उत्पन्न होने देना सबसे बड़ी चुनौती होती है।

थ्रोम्बोलिटिक थैरेपी

अगर रोगी शुरू में ही अस्पताल पहुँच जाए, और उसे दवा देने से कोई प्रतिक्रिया की आशंका न हो, तो उसके दिल की पेशियों को दौरे के नुकसान से बचाया

भी जा सकता है। थ्रोम्बोलिटिक थैरेपी से कोरोनरी धमनी में आए खून के थक्के को घोलकर धमनी में खून का प्रवाह फिर से सामान्य बनाया जा सकता है। इसके लिए स्ट्रेप्टोकाइनेज, यूरोकाइनेज, टिशू प्लाज्मिनोजन एक्टिवेटर और प्रोयूरोकाइनेज जैसी दवाएँ काम में लाई जाती हैं। पहले कुछ घंटों में थ्रोम्बोलिटिक दवा का टीका मिलने से 40-50% मामलों में बंद हुई कोरोनरी धमनी खुल जाती है। यह इस दवा की कामयाबी का ही एक पैमाना है कि इसे देने से दिल के दौरे से होनेवाली मौतों की दर में तात्कालिक और दीर्घकालिक तौर पर काफी कमी आई है। हृदय की पेशियों को प्राणघाती नुकसान से बचाकर थ्रोम्बोलिटिक दवा प्राणदायक बन जाती है।

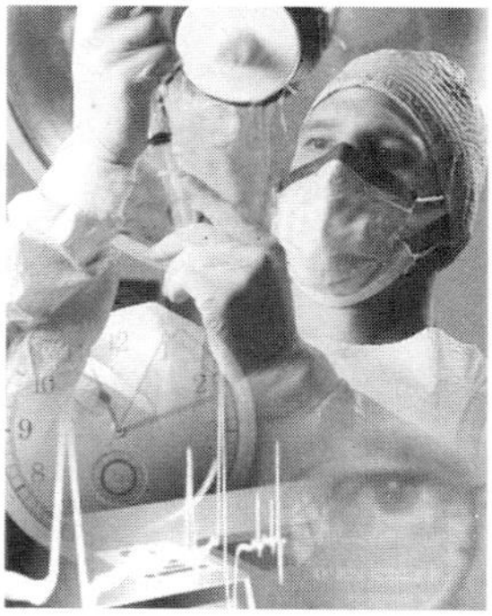

हृदय-सहायक यंत्र

दिल का दौरा पड़ने के बाद कुछ रोगियों के दिल का इतना बड़ा हिस्सा मृत हो जाता है कि दिल की खून पंप करने की ताकत अचानक काफी घट जाती है। इससे रोगी का जीवन संकट में पड़ जाता है। इन आपात घड़ियों में कमजोर दिल को सहारा देने और उसकी धड़कनों में ताकत डालने के लिए तरह-तरह के सहायक पंपिंग यंत्र लगाए जाते हैं। इन्हें या तो महाधमनी में या दिल के बाएँ निलय में जोड़ दिया जाता है और ये कई दिनों तक रोगी के जीवन की रक्षा करने की क्षमता रखते हैं।

आपात बायपास ऑपरेशन

जिन रोगियों को लगातार एक के बाद एक दौरे पड़ रहे होते हैं, उनका जीवन बचाने के लिए तुरंत बायपास ऑपरेशन करने का फैसला लेना पड़ता है। इन ऑपरेशनों में जान का खतरा चार प्रतिशत होता है, किंतु ऑपरेशन कामयाब हो जाए तो यह जीवनदायक बन जाता है।

पुनर्वास का सफर

जीवन की धारा में लौटने के लिए जिंदगी की शुरुआत फिर से करनी होती है। यह सफर मुश्किल नहीं है, पर जीने के रंग-ढंग में सुधार और थोड़ा संयम लाना जरूरी होता है।

अस्पताल के दिन

दिल का दौरा पड़ने के बाद अगले कुछ दिन अस्पताल में ही बीतते हैं। जिन रोगियों को जटिलताएँ पैदा हो जाती हैं, उन्हें छुट्टी कुछ देर से मिलती है। प्रथम 12 से 24 घंटे बिस्तर पर लेटे रहना होता है। इस बीच अगर सब कुछ ठीक-ठाक रहे, तो दूसरे

दिन से ही कुछ देर बैठने की अनुमति मिल जाती है। फिजियोथैरेपिस्ट आकर टाँगों का हल्का व्यायाम कराता है। इस व्यायाम से टाँग की शिराओं में रक्त-प्रवाह की शिथिलता दूर होती है और प्रवाह में सुधार आ जाता है। स्थितियाँ अनुकूल रहें तो बहुत जल्द 20-25 मीटर तक चलने की अनुमति भी मिल जाती है। बाथरूम तक खुद जाया जा सकता है। फिर दिन में दो बार वार्ड का चक्कर काटने की अनुमति मिल जाती है। जैसे ही स्थिति सँभलती दिखती है, अस्पताल से छुट्टी मिल जाती है।

खानपान

अस्पताल में पहले चार-पाँच दिन हल्का, आसानी से पचने वाला और कम कैलोरी वाला खाना दिया जाता है। एक साथ भोजन करने के बजाय थोड़े-थोड़े समय बाद थोड़ी-थोड़ी मात्रा दी जाती है। इससे रक्त-संचार प्रणाली पर एक साथ ज्यादा जोर नहीं पड़ता। कब्ज से बचने के लिए रेशेदार चीजें, फल-सब्जियाँ काफी मात्रा में लेते रहना चाहिए। आगे डायटिशियन (आहारविद्) की मदद से आहार सारिणी तैयार की जा सकती है।

घर लौटने पर

घर लौटने पर कुछ दिनों तक अपने ऊपर किसी भी तरह का शारीरिक या मानसिक जोर न डालें। घर के भीतर और आँगन या बगीचे में टहल सकते हैं। अगर सब कुछ सामान्य महसूस हो तो हफ्ते-दस दिन के बाद अपने छोटे-मोटे काम करने में भी कोई हर्ज नहीं है। जैसे, बगीचे या गमलों में लगे पौधों को पानी देना, अपना बिस्तर स्वयं ठीक करना, खाना खाकर बर्तन रसोईघर तक छोड़ आना, इत्यादि।

तीसरे-चौथे हफ्ते से किसी वयस्क संगी-साथी के साथ सैर शुरू कर सकते हैं। शुरू में सैर कुछ ही गज तक सीमित रखें। फिर धीरे-धीरे फासला कुछ बढ़ाते जाएँ। लेकिन चलें धीमी रफ्तार से ही। हड़बड़ी बिल्कुल न दिखाएँ। आठवें हफ्ते से अपनी सामान्य गति से चलना शुरू कर दें। आधे मील का फासला आधे घंटे में पूरा करने लगें। सीढ़ियाँ भी चढ़ सकते हैं, पर अपनी स्थिति को देखकर। चार-पाँच सीढ़ी चढ़ने के बाद थोड़ा आराम कर लें।

आठवें हफ्ते तक ज्यादातर चीजें सामान्य हो जाती हैं। रोजाना आधे घंटे के लिए सैर पर जाएँ। धीरे-धीरे काम पर भी लौट सकते हैं। शुरू में आधा दिन, फिर इसे धीरे-धीरे बढ़ाते जाएँ। चाहें तो गाड़ी भी चला सकते हैं। लेकिन तनाव में न रहें। जब इतनी ताकत लौट आए कि दो मील की सैर के बाद या दो मंजिल सीढ़ियाँ चढ़ने पर भी थकान महसूस न हो और साँस न फूले, तो यह माना जा सकता है कि दांपत्य-सुख भोगने में कोई हर्ज नहीं। इसके बाबत मन में कोई चिंता न रखें। मन-बहलाव के लिए दोस्तों के यहाँ आना-जाना, कोई साफ-सुथरा सिनेमा देखना, पिकनिक पर जाना या परिवार के साथ हँसना-खेलना स्वास्थ्य की दृष्टि से अत्यंत उपयोगी है।

पुनर्वास के इस सफर में धीरज बनाए रखें। दवाएँ नियम से लें और डॉक्टर के निर्देशों का पूरा पालन करे। कभी भी छाती में दर्द या भारीपन लगे या चक्कर आए तो आराम करें और डॉक्टर से सलाह लें। समय-समय पर डॉक्टर से मिलने और जाँच-परीक्षण के लिए जाना जरूरी है। मन में जो भी सवाल हों, उन्हें डॉक्टर के पास जाने से पहले लिख लें ताकि न तो समय ही नष्ट हो और न याददाश्त पर ही जोर देना पड़े।

मन की शांति भी जरूरी है। स्वस्थ और सकारात्मक नजरिया रखने से तन-मन दोनों को सुकून मिलता है। इस दृष्टिकोण से हर मुश्किल का हल आसान हो जाता है।

परिवार का दायित्व

रोगी के पुनर्वास में परिवारजनों का भी बहुत बड़ा दायित्व होता है। अपने प्यार, सहयोग और स्वस्थ सकारात्मक दृष्टिकोण से जीवन-साथी और परिवार के दूसरे सदस्य रोगी को नया जीवन दे सकते हैं। हर समय टोकते रहने, उसकी आत्मनिर्भरता में बंधन डालने और उस पर एहसान जताने से रोगी का मनोबल तो टूटता ही है, साथ ही उसका चैन भी छिनता है। उसके स्वस्थ होने में ये चीजें बाधक साबित होती हैं।

रोगी के लिए भी यह जरूरी है कि वह अपना मन साफ रखे। किसी बात से ठेस पहुँचे तो उस संबंध में खुलकर बात करे, उसे मन में गाँठ बाँधकर न रखे। जहाँ तक हो सके, परिवार के कामकाज में हाथ बँटाए। इससे भीतर संतोष और उपलब्धि-बोध के भाव विकसित हो सकेंगे। यह दुश्चिंताओं से मुक्त रहने का सरल उपाय है।

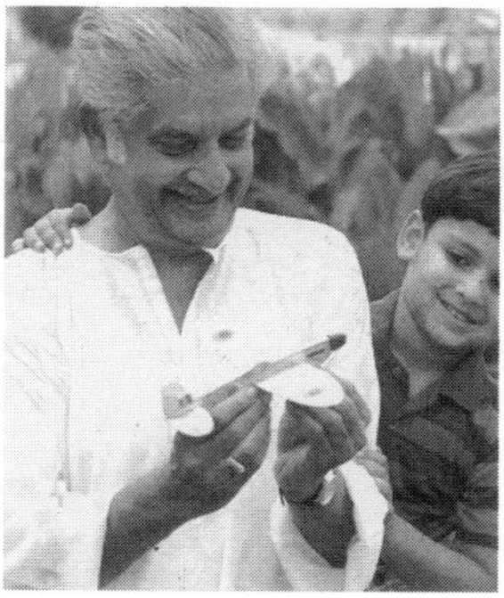

ऐंजियोप्लास्टी और बायपास ऑपरेशन

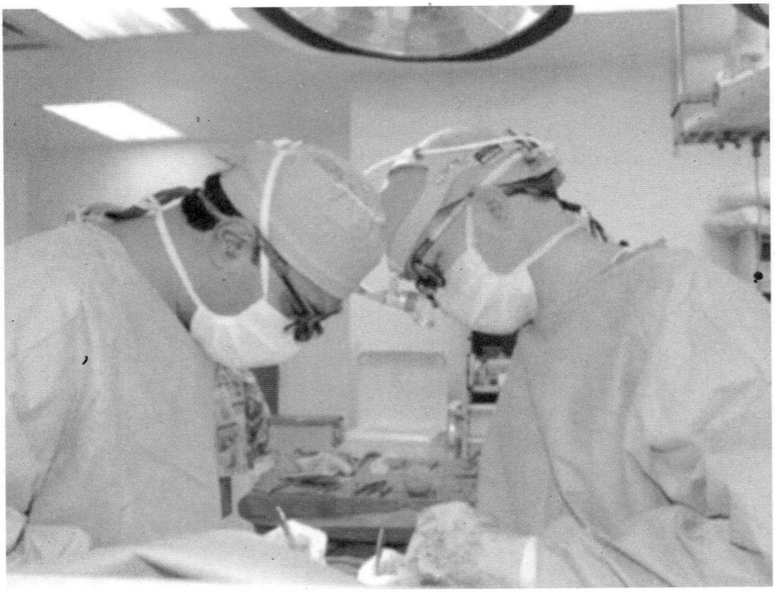

कोरोनरी ऐंजियोप्लास्टी और कोरोनरी बायपास सर्जरी 20वीं सदी की दो नायाब उपचार विधियाँ हैं। इनके कामयाब होने पर जीवन की मुरझायी बगिया एक बार फिर वसंत के फूलों से खिल उठती है। ऐंजियोप्लास्टी सिकुड़ी हुई कोरोनरी धमनियों को खोलने का काम करती है, जबकि बायपास सर्जरी बंद पड़ी कोरोनरी धमनियों पर नए पुलों की रचना करती है। दोनों की अपनी-अपनी उपयोगिताएँ हैं, पर दोनों का पुण्य लक्ष्य धमनियों में जीवनवर्धक रक्त-संचार को लौटाना है।

सर्वमायुर्नयत जीवनाय।
जीवन में संपूर्ण आयु जियो।

अथर्ववेद
12:2:24

हर साल लाखों लोगों को नया जीवन देने वाली कोरोनरी ऐंजियोप्लास्टी सचमुच एक अद्भुत उपचार तकनीक है। यह सँकरी हुई कोरोनरी धमनी को फिर से खोल देती है। धमनी में सूखती जा रही रक्त-धारा फिर से जीवित हो उठती है, और हृदय जीवन से भर जाता है। आज इसे करने के कई तरीके हैं। पर सबसे पुरानी और सबसे प्रचलित विधि *परक्यूटेनियस ट्रांसल्यूमिनल कोरोनरी ऐंजियोप्लास्टी* (पी.टी.सी. ए.) है, जिसे बैलून ऐंजियोप्लास्टी भी कहा जाता है। इसका जन्म 1977 में ऑस्ट्रियाई कार्डियोलॉजिस्ट एंड्रियाज ग्रुअंटजिग के पुण्य हाथों से हुआ था।

कब-कब उपयोगी

यह सबसे अधिक उन रोगियों के काम आती है जिन्हें मध्यम दर्जे का ऐंजाइना होता है, एक या अधिक कोरोनरी धमनियाँ बहुत सिकुड़ चुकी होती हैं और दवाओं से आराम नहीं मिलता। कुछ का रोग इतना बढ़ चुका होता है कि उन्हें किसी भी समय दिल का दौरा पड़ सकता है। पहले इसे कुछ सीमित स्थितियों में ही अपनाया जाता था, पर आज उसके द्वारा एक से अधिक कोरोनरी धमनियाँ एक सिटिंग में एक साथ खोली जाने लगी हैं। उसका प्रयोग बायपास ऑपरेशन के समय रोपित की गई नई धमनी या शिरा के ग्राफ्ट में आई रुकावट को दूर करने के लिए भी होने लगा है।

विधि

रोगी को कोरोनरी ऐंजियोप्लास्टी से एक दिन पहले ही अस्पताल में भर्ती कर लिया जाता है। उसकी शारीरिक जाँच करने के बाद ऑपरेशन-पूर्व होने वाली सभी जाँचें, जैसे रक्त जाँच, मूत्र जाँच, ई.सी.जी. और छाती का एक्स-रे किया जाता है। रात को सोने से पहले दाईं जाँघ का ऊपरी भाग प्रतिजीवाणु घोल और रेजर से साफ किया जाता है। दवाएँ पहले की तरह चलती रहती हैं, पर मध्यरात्रि के बाद खाने-पीने पर पाबंदी लग जाती है। सुबह नित्य कर्म से निवृत्त होने के बाद ही मन को शांत करने वाली शामक दवा दे दी जाती है। यदि नकली दाँत (डेंचर) पहने हों, तो उन्हें निकालकर रख देना होता है। निर्धारित समय पर कैथ लैब ले जाया जाता है। यह लैब किसी ऑपरेशन

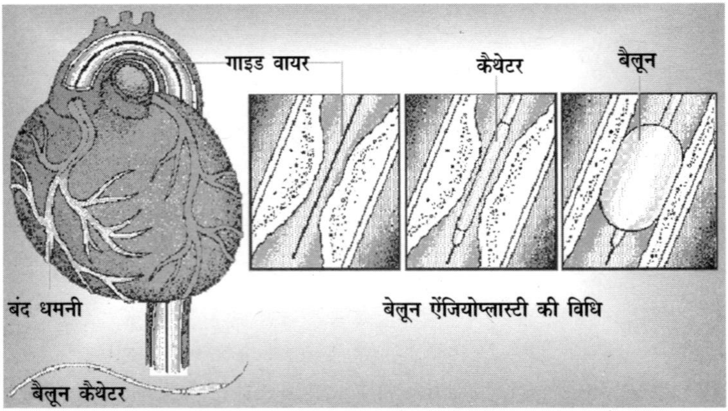

बैलून ऐंजियोप्लास्टी की विधि

थिएटर की ही तरह होती है। उसमें सगे-संबंधी प्रवेश नहीं कर सकते। उसे जीवाणुओं से मुक्त रखा जाता है।

ऐंजियोप्लास्टी करने के लिए खास किस्म के एक्स-रे यूनिट से लैस टेबल पर लिटा दिया जाता है। पूरे समय नब्ज, रक्तचाप और कार्डियोग्राम का रिकार्ड रखा जाता है। जाँघ के हिस्से को सुन्न करने के लिए डॉक्टर स्थानीय संवेदनहारी दवा की सूई लगाता है। जब यह हिस्सा सुन्न हो जाता है, तब जाँघ के ऊपरी हिस्से में जहाँ फिमोरल धमनी गुजरती है, एक छोटा-सा चीरा लगाया जाता है। अब फिमोरल धमनी में लंबी ट्यूब की शक्ल का महीन और मुलायम कैथेटर भीतर उतारा जाता है। इस कैथेटर की स्थिति एक्स-रे यूनिट से जुड़े फ्लोरोस्कोप (टेलीविजन की तरह दीखनेवाला यंत्र) पर देखी जा सकती है। हृदय विशेषज्ञ की अनुभवी उँगलियाँ कैथेटर को धमनी के भीतर सरकाते हुए महाधमनी तक पहुँचा देती हैं। यहीं से दोनों कोरोनरी धमनियाँ शुरू होती हैं। अब विशेषज्ञ कैथेटर को उस कोरोनरी धमनी में ले.जाता है जिसे खोलना होता है। इस कैथेटर के भीतर एक लचीली पतली तार (गाइड वायर) डाली जाती है। इसे कोरोनरी धमनी के सँकरे भाग के आगे तक पहुँचा दिया जाता है। गाइड वायर के ऊपर एक नया बैलून कैथेटर पिरोया जाता है। इसके अगले छोर पर एक छोटा-सा पिचका हुआ गुब्बारा होता है। जब यह गुब्बारा ठीक जगह पर पहुँच जाता है, तब उसे 30 सेकेंड से डेढ़ मिनट तक फुलाया जाता है। इससे धमनी की पूरी गोलाई पर भीतर से दबाव पड़ता है। उसे सँकरा बना रही वसा की परतें दब जाती हैं और धमनी खुल जाती है। जरूरत होने पर गुब्बारा 10 से 12 बार तक फुलाया जा सकता है ताकि धमनी ठीक से खुल सके। धमनी के खुल जाने पर बैलून कैथेटर बाहर खींच लिया जाता है। फिर कैथेटर के रास्ते धमनी में अपारदर्शक (कंट्रास्ट) दवा डालकर एक्स-रे फिल्म ले ली जाती है। इस पूरी क्रिया में दो घंटे का समय लग जाता है।

अधिकांश कार्डियोलॉजिस्ट आज की तारीख में खोली गई कोरोनरी धमनी को फुलाए

रखने के लिए स्टेंट्स का प्रयोग करते हैं। ये स्टेंट्स स्टील अलॉय से बने होते हैं और गोलाकार होते हैं। इन्हें कोरोनरी धमनी के सँकरे हिस्से में पहुँचाकर फुला दिया जाता है। इससे धमनी खुल जाती है और उसके बाद में पिचकने का डर नहीं रहता।

ऐंजियोप्लास्टी के बाद रोगी को कार्डियक केयर यूनिट में ले जाया जाता है जहाँ अगले 24 घंटों तक उस पर पूरी नजर रखी जाती है। अगले छह-आठ घंटों के लिए उसे अपनी टाँग हिलानी-डुलानी नहीं होती। उसे कुछ ऐसी दवाएँ भी दी जाती हैं जो खून को पतला बनाए रखती हैं और कोरोनरी धमनियों को फैले रहने में मदद करती हैं।

परिणाम

सही हाथों में बैलून ऐंजियोप्लास्टी की कामयाबी की दर आज 90 प्रतिशत से भी अधिक है। ज्यादातर रोगी सफल ऐंजियोप्लास्टी के बाद या तो अपने को स्वस्थ या पहले से काफी बेहतर महसूस करने लगते हैं। फिर भी 20-30 प्रतिशत रोगियों में छह महीने के भीतर फिर से खून का दौरा घट जाता है। कोरोनरी धमनी का खोला गया हिस्सा दुबारा सँकरा हो जाता है। इसे ठीक करने के लिए ऐंजियोप्लास्टी दोहराई भी जा सकती है।

किसी भी तकनीक की तरह बैलून ऐंजियोप्लास्टी भी पूरी तरह जोखिम-रहित नहीं है। इसे करते समय दो प्रतिशत रोगियों में ऐसी जटिलताएँ पैदा हो जाती हैं कि तुरंत बायपास ऑपरेशन करना पड़ता है। इसीलिए ऐंजियोप्लास्टी करने से पहले रोगी से यह सहमति ली जाती है कि जरूरी होने पर उसका बायपास करना पड़ सकता है। हृदय शल्यविशेषज्ञों का दल ऑपरेशन थिएटर में तैयार रहता है। 200 मामलों में से किसी एक में यह विधि घातक भी साबित हो सकती है।

दिल पर भी पुल : बायपास सर्जरी

बायपास सर्जरी का सिद्धांत बिल्कुल सीधा और सरल है। यह बहुत कुछ वैसा है, जैसा कि राजमार्ग पर जरूरत होने पर नया बायपास बना दिया जाता है। आबादी बढ़ने पर जब राजमार्ग बस्ती के बीच आ जाता है और इतना सँकरा हो जाता है कि उस पर वाहन चलने मुश्किल हो जाते हैं, तब एक नया चौड़ा रास्ता निकालकर उसे आगे कहीं राजमार्ग से जोड़ दिया जाता है। इससे वाहन राजमार्ग पर पहले की तरह अपनी गति से दौड़ने लगते हैं। इसी तरह जब एक या अधिक कोरोनरी धमनियाँ या उनकी शाखाएँ बहुत सिकुड़ जाती हैं और किसी भी विधि से उनमें रक्त प्रवाह सामान्य नहीं बन पाता, तब हृद् पेशियों को खून पहुँचाने के लिए नया बायपास रचा जाता है। ये बायपास दो तरह से बनाए जाते हैं। यदि एक या दो जगह बायपास की जरूरत होती है, तो छाती की इंटरनल मेमरी आर्टरी को बीच में ही काटकर कोरोनरी धमनी के सँकरे हिस्से के आगे जोड़ दिया जाता है। इससे हृदय के उस हिस्से में रक्त प्रवाह फिर से स्थापित हो जाता है।

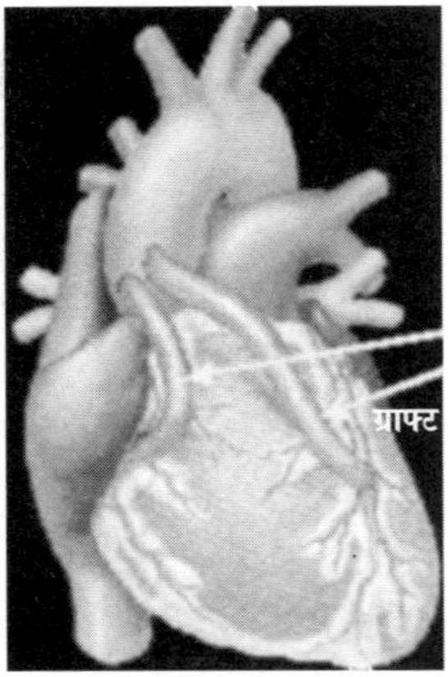

दूसरी तकनीक में टाँग की शिरा काम में लाई जाती है। इसे रोगी की टाँग से निकाल कर उलट दिया जाता है और जरूरत के हिसाब से उसके सही लंबाई के टुकड़े काट लिये जाते हैं। टुकड़े का एक सिरा महाधमनी में जोड़ दिया जाता है और दूसरा सिरा कोरोनरी धमनी के सँकरे हिस्से से ठीक आगे, ताकि उसमें रक्त का प्रवाह सामान्य बन जाए। इस तरह तीन, चार, पाँच या कितने ही बायपास ग्राफ्ट (रोपण) किए जा सकते हैं। कुछ हृदय शल्यविशेषज्ञ इस काम के लिए उदर की गेस्ट्रो-एपिप्लोइक आर्टरी और इन-फिरियर ऐपिगेस्ट्रिक आर्टरी का भी इस्तेमाल करते हैं।

कब करते हैं बायपास

बायपास सर्जरी उन रोगियों के लिए है जिन्हें दवाओं से आराम नहीं मिलता और जिनकी दो-तीन या अधिक कोरोनरी धमनियाँ 70% से ज्यादा सिकुड़ चुकी होती हैं।

ऑपरेशन

ऑपरेशन की तैयारी कुछ दिन पहले से ही शुरू कर दी जाती है। एनेस्थिजियोलॅजिस्ट रोगी की पूरी शारीरिक जाँच करता है और उसे ऑपरेशन के लिए मानसिक तौर पर तैयार करता है। मधुमेह होने पर दवाओं के स्थान पर इंसुलिन शुरू कर दी जाती है। रक्तचाप को संतुलित रखने के लिए भी उचित उपाय किए जाते हैं।

ऑपरेशन से एक दिन पहले बदन के बाल साफ कर दिए जाते हैं। ऑपरेशन के लिए सहमति फार्म पर हस्ताक्षर ले लिये जाते हैं। रात में प्रशांतक दवा दी जाती है जिससे कि चित्त शांत रह सके। मध्यरात्रि के बाद खाने-पीने की मनाही होती है।

सुबह नित्य-कर्म से निवृत्त होने के बाद नींद लाने के लिए सूई लगायी जाती है। निर्धारित समय पर स्ट्रेचर-ट्राली पर ऑपरेशन थिएटर ले जाया जाता है। ऑपरेशन शुरू करने से पहले नाड़ी में ग्लूकोज़ लगा दिया जाता है। कार्डियक मॉनीटर भी लगा रहता है।

ऑपरेशन की शुरुआत एनेस्थिजियोलॅजिस्ट संवेदनहारी दवा इंजेक्ट करके करता है। उसके बाद कुछ सुध नहीं रहती कि क्या हो रहा है। हृदय तक पहुँचने के लिए सर्जन छाती पर चीरा लगाता है। यह चीरा या तो सीने के बीच की हड्डी (स्टरनम) पर लगाया जाता है या दायीं ओर की पसलियों में लगता है। यह इस पर निर्भर करता है कि सर्जन ओपन हार्ट सर्जरी करने वाला है या बिटिंग हार्ट सर्जरी।

ओपन हार्ट सर्जरी : ओपन हार्ट सर्जरी में छाती और हृदय को खोलने के बाद दिल और फेफड़ों का काम हार्ट-लंग मशीन को सौंप दिया जाता है। दिल को ऐसे घोल में नहला दिया जाता है कि उसका तापमान घट जाता है और उसका धड़कना बंद हो

जाता है। इससे सर्जन निश्चिंत होकर उस पर ग्राफ्ट कर सकता है।

कोरोनरी धमनियों में खून का दौरा लौटाने के लिए इंटर्नल मेमेरी आर्टरी और दूसरी धमनियों को जोड़कर कोरोनरी धमनियों के सँकरे हिस्सों को बायपास कर दिया जाता है। कुछ सर्जन ग्राफ्ट के लिए टाँग की शिरा काम में लाते हैं, इसे ऑपरेशन के शुरू में निकाल लिया जाता है और उसके टुकड़े जरूरत के हिसाब से ग्राफ्ट कर दिए जाते हैं। हृदय और फेफड़ों को पुनः रक्त-संचार प्रणाली से जोड़ दिया जाता है। वे पहले की तरह काम करने लगते हैं। वक्षास्थि मजबूत तारों से सिल दी जाती है। त्वचा पर टाँके लगा दिए जाते हैं। यह ऑपरेशन पूरा होने में तीन से चार घंटे का समय लगता है।

बिटिंग हार्ट सर्जरी : जैसे-जैसे शल्यविधि में महारत बढ़ी है, सर्जनों ने धड़कते हुए हृदय पर भी ग्राफ्ट लगाना सीख लिया है। यह शल्यतकनीक ही बिटिंग हार्ट या ऑफ-पंप बायपास ऑपरेशन है। चुने गए हृदय रोगियों में यह ऑपरेशन संतोषजनक परिणाम दे रहा है। इस ऑपरेशन का सबसे बड़ा लाभ यह है कि रोगी को हार्ट-लंग मशीन पर नहीं डालना पड़ता जिससे रक्त की भी बचत हो जाती है। इसे करने के लिए वक्षास्थि को भी चीरना नहीं पड़ता, छोटे से चीरे से ही काम चल जाता है।

रिकवरी कक्ष में

ऑपरेशन के बाद रिकवरी कक्ष में ले जाया जाता है। यहाँ अगले 24 से 48 घंटे तक रखा जाता है। डॉक्टर, नर्स और दूसरा प्रशिक्षित स्टाफ रोगी की हालत पर पूरी नजर रखता है। संवेदनहारी का असर खत्म होते ही रोगी को होश आने लगता है। शुरू में वह पूरे होशोहवास में नहीं होता। कुछ रोगी तो यह जानना चाहते हैं कि उनका ऑपरेशन कब किया जाएगा।

जब रोगी पूरे होश में आ जाता है, तो वह पाता है कि उसके शरीर में कई नलियाँ और यंत्र जुड़े हुए हैं। बिस्तर से सटकर कार्डियक मानीटर लगा होता है। उसकी तारें इलैक्ट्रोड्स के जरिए छाती पर लगी होती हैं। इससे दिल का ई.सी.जी. और हृदय-गति निरंतर रिकार्ड होते रहते हैं। किसी एक धमनी में एक केन्यूला (नली) डला रहता है, जो रक्तचाप का पता देता रहता है। दूसरा केन्यूला गर्दन की शिरा में डला रहता है। यह शिरा के भीतर का दाब बताता रहता है। ये दोनों केन्यूला ऑपरेशन के एक-दो रोज बाद निकाल दिए जाते हैं।

छाती में दो ट्यूब भी डली होती हैं। इनसे छाती के भीतर इकट्ठा हो रहा द्रव बाहर आता रहता है। इन्हें भी ऑपरेशन के 24 से 48 घंटे बाद निकाल दिया जाता है। ऑपरेशन के पूरा होने पर छाती बंद करने से पहले सर्जन दिल की सतह पर दो पेसमेकर की तारें भी लगाकर छोड़ देता है। ये तारें छाती की त्वचा पर टाँका लगाकर अस्थायी पेसमेकर से जोड़ दी जाती हैं। यदि दिल की धड़कन किसी समय अनियमित हो जाती है, तो उस पर नियंत्रण पाने के लिए इसका इस्तेमाल किया जाता है।

गहन देखरेख कक्ष में

पहले 16 से 24 घंटे तक रोगी की साँस-नली में एक नली (एंडोट्रेकिअल ट्यूब) भी डली रहती है। यह साँस लेने में मदद करती है। इसे रेस्पिरेटर यंत्र से जोड़कर रखा जाता है। जब रोगी खुद साँस लेने के काबिल हो जाता है, तो रेस्पिरेटर हटा दिया जाता है। जब तक साँस की ट्यूब श्वास नली में रहती है, बातचीत करना, खाना-पीना संभव नहीं होता। इसके निकाले जाने के बाद कुछ समय तक गले में खराश रहती है और आवाज भारी रहती है। लेकिन धीरे-धीरे सब सामान्य हो जाता है।

मुँह और नाक पर ऑक्सीजन मास्क लगा दिया जाता है, ताकि ऑक्सीजन पर्याप्त मात्रा में मिलती रहे। इस वक्त पूरा खाना-पीना नस से दिया जाता है। दर्द महसूस न हो, इसके लिए दवा दी जाती है। पर फिर भी थोड़ी-बहुत तकलीफ तो होती ही है कुछ रोगियों को अजीबोगरीब सपने भी आते हैं और मन गफलत में रहता है। यह प्रभाव अस्थायी होता है और इससे मरीज के रिश्तेदारों को चिंतित नहीं होना चाहिए।

पोस्ट-ऑपरेटिव वार्ड में

दूसरे या तीसरे दिन रिकवरी रूम से आई.सी.यू. ले जाया जाता है। यहाँ दो-एक दिन रहने के बाद पोस्ट-ऑपरेटिव वार्ड में शिफ्ट कर दिया जाता है। अब रोगी अपने-आप खा-पी सकता है। पहले उसे बैठने, फिर खड़े होने और चलने की अनुमति भी मिल जाती है। उसे श्वास-व्यायाम भी करने होते हैं। फेफड़ों में बलगम जमी न रहे, इसलिए सूँघने के लिए भाप दी जाती है। शुरू में कभी-कभी दिल की धड़कन असामान्य हो जाती है। इसके लिए डॉक्टर दवाएँ दे देते हैं। अगर सब कुछ सामान्य चलता रहे, तो तकरीबन 10वें दिन अस्पताल से छुट्टी दे दी जाती है।

घर लौटने पर

घर लौटना मन को जो सुकून देता है, उसे शब्दों में नहीं बाँधा जा सकता। लेकिन शुरू में काफी कमजोरी महसूस होती है। बिस्तर से उठने, स्नान करने और कपड़े पहनने में ही थकान हो जाती है। यह कमजोरी ऑपरेशन के कारण नहीं, बल्कि पेशियों के सुस्त पड़ने से होती है। उनकी ताकत धीरे-धीरे लौटती है। उस समय तक हिम्मत बनाए रखनी होती है। पहले हफ्ते से ही घर के छोटे-मोटे कामों में हाथ बँटाना शुरू किया जा सकता है। जैसे, बगीचे या गमलों में पानी देना, खाने की मेज सजाना आदि-आदि। ऐसे सभी कार्यों से बचना होता है जिनसे टाँकों पर जोर पड़ता हो; चार किलो से अधिक वजन की चीज उठाना, खिसकाना या खींचना मना है। यह मनाही छह-आठ हफ्ते तक ही होती है। आराम का पूरा ध्यान रखना होता है। रात में पूरे आठ घंटे की नींद लें। दोपहर में भी कुछ देर सोएँ। बीच-बीच में भी जब मन करे आराम कर लें।

जब तक अस्पताल से छुट्टी होती है, छाती और टाँग के जख्म सूख जाते हैं।

लेकिर टाँग की शिरा अगर निकाली गई है, तो पैर में कुछ दिन तक सूजन रह सकती है। आराम करते वक्त पैर ऊपर उठाकर रखने और चलते समय टाँग पर क्रैप बैंडेज बाँधने से सूजन कम हो जाती है। चीरे वाले भाग में कहीं कोई स्राव दिखे, लाली या सूजन आ जाए, तो अपने डॉक्टर को जरूर दिखाएँ। सब ठीक-ठाक हो तो आठवें-दसवें दिन से सैर के लिए जाना शुरू कर सकते हैं। हर रोज 50 मीटर बढ़ाते हुए महीना पूरा होने तक एक मील की सैर कर लेना काफी है। समतल सतह पर सहज रूप से चलें, भागें-दौड़ें नहीं।

शुरू के दिनों में मन कई बार विचलित भी होता है। लगता है कि स्वास्थ्य में प्रगति बहुत धीरे-धीरे हो रही है, समय कहीं ठहर-सा गया। कभी बहुत गुस्सा आता है, तो कभी अनायास ही मन हताशा और चिंता में डूब जाता है। स्वस्थ होने के लिंए धीरज बरतना जरूरी होता है। हर चीज अपना समय लेंती है। मन की चिंताएँ परिवारजनों, मित्रों और फेमिली डॉक्टर या सर्जन से बाँटने से मन हल्का हो जाता है।

बायपास सर्जरी के बाद भी कुछ दवाएँ लेते रहना जरूरी होता है। खून में थक्के बनने की क्रिया पर अंकुश बनाए रखने के लिए एस्प्रिन की एक गोली रोजाना लेनी होती है। यह प्रायः पूरी उम्र चलती है। शुरू में कुछ हृदय औषधियाँ भी दी जाती हैं लेकिन जैसे-जैसे आराम मिलता है, उन्हें बंद कर दिया जाता है। यदि पहले से मधुमेह या उच्च रक्तचाप की दवाएँ चल रही हों तो उन्हें जारी रखा जाता है।

एक-डेढ़ महीने के बाद कार चलाना भी शुरू किया जा सकता है। पर ज्यादा भीड़-भाड़ वाले इलाकों में जाना ठीक नहीं रहता। सार्वजनिक यातायात से भी आया-जाया ज़ा सकता है, लेकिन भीड़ वाली गाड़ियों से बचना होता है।

डेढ़-दो महीने के बाद कामकाज पर भी लौटा जा सकता है। शुरू में हो सके तो आधे दिन तक ही दफ्तर में बैठें, फिर धीरे-धीरे समय बढ़ाते जाएँ। समय-समय पर डॉक्टरी जाँच के लिए भी जाना जरूरी होता है। पहली भेंट के बाद ही सर्जन आगे की देखरेख का दायित्व कार्डियोलॉजिस्ट को सौंप देता है।

कोरोनरी बायपास सर्जरी का लक्ष्य जीवन को भरा-पूरा और स्वस्थ बनाना है। किंतु यह रोग की जड़ों को दूर नहीं करती। इसके लिए स्वास्थ्यवर्धक जीवनशैली अपनाकर जीवन को नए सिरे से शुरू करना होता है जिसके बाबत हम तीसरे अध्याय में पहले ही चर्चा कर चुके हैं। ऑपरेशन से हुआ लाभ भी धीरे-धीरे ही प्रकट होता है। कोरोनरी धमनियों में रक्त प्रवाह बढ़ने से सीने में दर्द नहीं उठता। सफल ऑपरेशन के बाद 85-90% रोगी ऐंजाइना से मुक्त हो जाते हैं और सामान्य रूप से जीवन जी सकते हैं।

हृदय संबंधी जाँच-परीक्षण

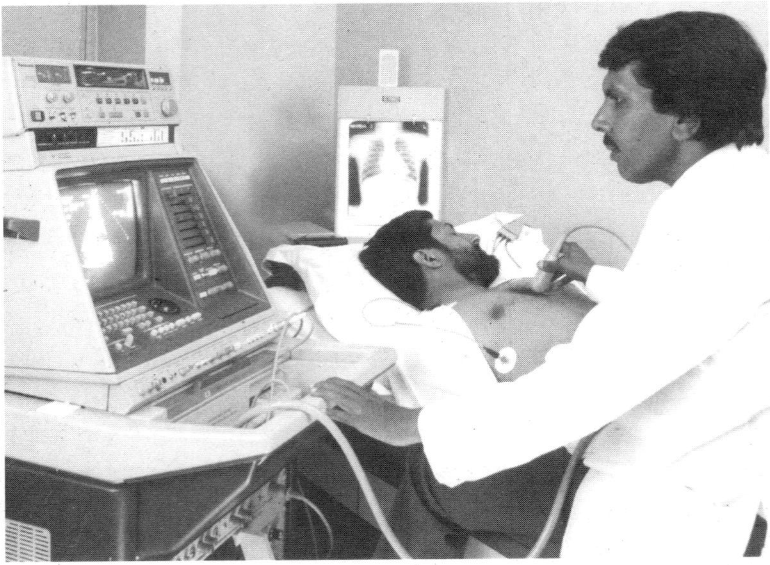

हृदय की जाँच-परीक्षण के लिए आज हृदयविशेषज्ञ अनेक प्रकार की नई, पुरानी तकनीकों का प्रयोग कर रहे हैं। उनकी मदद से हृदय का समूचा हाल जान पाना आज आसान हो गया है। ई.सी.जी. से दिल की पेशियों में दौड़ रहे विद्युत प्रवाह, ट्रेडमिल टेस्ट से हृदय की स्ट्रेस सहन करने की क्षमता, हॉल्टर मॉनीटरिंग से पूरे 24 घंटों के ई.सी.जी., इकोकार्डियोग्राफी से दिल के हर हिस्से के जीते-जागते बिंब, रेडियोन्यूक्लाइड टेस्ट से निलय की कार्यक्षमता, हृत्पेशी की शारीरिक स्थिति और उसमें हो रहे रक्त प्रवाह तथा कोरोनरी ऐंजियोग्राफी से कोरोनरी धमनियों के बाबत महत्वपूर्ण जानकारियाँ प्राप्त की जा सकती हैं।

रंज भी है, ग़म भी है, हसरत भी है, अरमान भी
इक ज़रा से घर में तूने कितने मेहमां भर दिए।

नाशाद

सदियों से वैद्य, हकीम और डॉक्टर दिल का हाल जानने के लिए तरह-तरह के जाँच-परीक्षण करते आए हैं। सबसे सरल जाँच रही है कलाई पर नब्ज देखना और आला (स्टेथेस्कोप) लगाकर दिल की धड़कनों को सुनना। इसी प्रकार अनेक दूसरे शारीरिक लक्षण जैसे गर्दन में दौड़ रही शिरा का माप, फेफड़ों की ध्वनि, यकृत का आकार भी हृदय के स्वास्थ्य के बारे में बहुत कुछ बता देते हैं। रक्तचाप-मापन यंत्र से रक्तचाप देखकर यह पता चल जाता है कि धमनियों में कितना गतिरोध है और दिल कितने दाब से धमनियों में रक्त पंप कर रहा है। यह तो हुआ हृदय की जाँच में काम आने वाली बुनियादी जाँचों का किस्सा, लेकिन आज आयुर्विज्ञान में ऐसी अनेक जाँच-तकनीकें हैं जिनसे दिल की हर रचना और उसकी कामकाजी क्षमता के बाबत पता लग सकता है।

इलेक्ट्रोकार्डियोग्राम (ई.सी.जी.)

इलेक्ट्रोकार्डियोग्राम (ई.सी.जी.) दिल की पेशियों में दौड़ रहे विद्युत प्रवाह को रिकॉर्ड करता है। इसका रिकार्ड देखकर हृदय-गति, हृदय की लय-ताल, हृद् पेशियों और हृदय की चारों चैंबरों के बारे में उपयोगी जानकारी प्राप्त होती है।

जाँच के लिए जाँच-शय्या पर लेटना होता है जिसके बाद छाती, कलाइयों और टखनों पर छोटे-छोटे इलैक्ट्रोड (तारों से जुड़े प्लास्टिक डिस्क) चिपका दिए जाते हैं। उनके माध्यम से हृद् पेशियों में उत्पन्न विद्युत तरंग संकेत ई.सी.जी. रिकार्डिंग मशीन में पहुँचते हैं जो इन्हें ग्राफ पेपर पर अंकित कर देती है। ई.सी.जी. सीने के दर्द, दिल के दौरे, दिल की धड़कनों की अनियमितता जैसी अनेक अलग-अलग स्थितियों में महत्वपूर्ण जानकारी उपलब्ध कराता है। उसे सदा सँभालकर रखना चाहिए। कई स्थितियों में नए और पुराने ई.सी.जी. का मिलान उपयोगी साबित होता है।

ट्रैडमिल टेस्ट

ट्रैडमिल एक यंत्रचालित मोटी-चौड़ी कनवेयर बेल्ट का नाम है जिसकी गति घटाई-बढ़ाई जा सकती है और कोण भी बदला जा सकता है। इसी बेल्ट पर आरामदेह जूते पहनकर

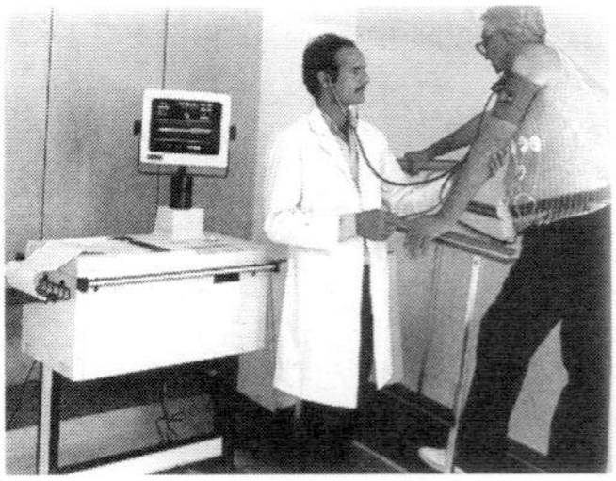

पहले धीमे, फिर चुस्त गति से चलना होता है। शारीरिक श्रम करने से हृदय का कार्य बढ़ जाता है, इसीलिए यह जाँच स्ट्रेस टेस्ट भी कहलाती है। व्यायाम की पूरी अवधि में डॉक्टर साथ खड़ा रहता है और हृदय-गति, ब्लड प्रेशर और ई.सी.जी. रिकॉर्ड होता रहता है। इस पूरी जानकारी का विश्लेषण करने से दिल की कार्यक्षमता के बारे में पता चल जाता है। जाँच के पहले रोज पुरुष अपनी छाती के बाल साफ कर लें। जाँच वाले दिन सुबह हल्का नाश्ता लें। कोई दवा ले रहे हों तो उसके बारे में डॉक्टर से पूछ लें। जाँच के समय ढीली कमीज, निक्कर या पतलून और रबर के तले वाले हल्के आरामदायक जूते पहनें ताकि ट्रैडमिल पर दौड़ने में कोई असुविधा न हो। जाँच के समय किसी सगे-संबंधी का साथ रहना जरूरी है। अपनी सभी जाँच रिपोर्टें, डॉक्टर का पर्चा साथ में रखें।

यह जाँच प्रमुख रूप से कोरोनरी हृदय रोग के निदान के लिए की जाती है। उसकी मदद से बायपास सर्जरी या दिल के दौरे के बाद दिल की वास्तविक स्थिति का भी आकलन किया जा सकता है। लेकिन ट्रैडमिल टेस्ट के परिणाम भी हमेशा सही नहीं होते। 10 प्रतिशत मामलों में सब कुछ ठीक-ठाक होते हुए भी टेस्ट पॉजीटिव होता है। रोग होता नहीं, पर टेस्ट से लगता है कि रोग है। 15 प्रतिशत रोगियों में इसका बिल्कुल उलट होता है, रोग होते हुए भी टेस्ट में रोग के लक्षण नहीं दिखते। अतः डॉक्टर को पूरी होशियारी के साथ टेस्ट को पढ़ने की जरूरत होती है।

हॉल्टर मॉनीटरिंग

किसी-किसी व्यक्ति की हृदय-धड़कन अचानक ही किसी पल तेज और किसी पल अनियमित हो जाती है। किंतु जब तक वह डॉक्टर के पास पहुँचता है, हृदय-धड़कन सामान्य हो चुकी होती है। इस स्थिति में सही समस्या का पता लगाने के लिए 24 घंटों तक ई.सी.जी. रिकॉर्ड किया जाता है। इस बीच यह व्यक्ति दूसरे दिनों की ही तरह अपने सामान्य कामकाज करता रहता है। यही हॉल्टर मॉनीटरिंग है।

जाँच के लिए छाती पर इलैक्ट्रोड्स (प्लास्टिक डिस्क्स) चिपका दिए जाते हैं। उन्हें तारों से एक पॉकेट ट्रांजिस्टर जितने बड़े हॉल्टर रिकॉर्डर यूनिट से जोड़ दिया जाता है। यह रिकॉर्डर बेल्ट से बाँध दिया जाता है। इसका काम हर पल ई.सी.जी. रिकॉर्ड करना है। सभी कामकाज जैसे दफ्तर जाना, लिखना-पढ़ना, खेलना-कूदना, खाना-पीना और सोना सामान्य दिनों की ही तरह चलते रहते हैं। 24 घंटे पूरे होने पर इलैक्ट्रोड और हॉल्टर रिकॉर्डर यूनिट उतार दिए जाते हैं और एक एनालाइजर की मदद से हृदयविशेषज्ञ पूरे ई.सी.जी. रिकॉर्ड का विश्लेषण कर लेता है। जाँच से यह पता चल जाता है कि रोगी का दिल किन-किन स्थितियों में कब-कब असामान्य होता है।

इकोकार्डियोग्राफी

इकोकार्डियोग्राफी हृदय की अल्ट्रासाउंड है। इसमें उच्च फ्रिक्वंसी की ध्वनि-तरंगें हृदय की ओर केंद्रित कर अलग-अलग कोण से प्रतिध्वनियाँ प्राप्त की जाती हैं और हर धड़कन के साथ दिल में क्या घटित हो रहा है, इसका पूरा चित्रण इकोकार्डियोग्राफी मॉनीटर पर देखा जा सकता है। इसमें गणित सूत्र लगा दिल के प्रत्येक चेंबर का नाप, वाल्व का आयतन और प्रत्येक धड़कन के साथ बाएँ निलय से महाधमनी में पंप होने वाली खून की मात्रा नापी जा सकती है। पूरी जाँच की वीडियो फिल्म भी तैयार की जा सकती है। आवश्यक समझे जाने पर एक विशेष रसायन देकर हृदय में आए परिवर्तनों को भी देखा जा सकता है। यह जाँच स्ट्रैस इकोकार्डियोग्राफी कहलाती है।

इकोकार्डियोग्राफी के अनेक लाभ हैं। यह हृदय के जन्मजात विकार, हृदय-वाल्व के रोग, हृदय की पंपिंग क्षमता का आकलन करने, हृदय के फैलाव जैसी बहुत सी आसान्यताओं को जाँचने में काम आती है।

रेडियोन्यूक्लाइड टेस्ट

मूगा टेस्ट : यह एक विश्वसनीय और उपयोगी जाँच है जिसमें बाएँ और दाएँ निलय की क्षमता जाँचने के लिए रेडियोआइसोटोप की मदद ली जाती है। इसे ही रेडियोन्यूक्लाइड वेंट्रीकुलर परफॉरमेंस टेस्ट या मूगा टेस्ट कहते हैं। जाँच की मदद से दोनों निलयों का क्षेत्रफल, उनके भरने का क्रम, प्रत्येक धड़कन के साथ उनके द्वारा धमनी में फेंके गए खून की मात्रा जैसी कई महत्वपूर्ण जानकारियाँ प्राप्त की जा सकती हैं।

जाँच के लिए रेडियोन्यूक्लाइड प्रयोगशाला में टेक्नेशियम-99एम या उस जैसे किसी दूसरे रेडियोआइसोटोप का इंजेक्शन लगाया जाता है, और कुछ समय बाद गामा कैमरा से दिल के चित्र उतारे जाते हैं। शारीरिक श्रम करने का हृदय पर क्या प्रभाव पड़ता है, यह जानने के लिए ट्रेडमिल या बाइसिकिल अर्गोमीटर पर व्यायाम करने के बाद एक बार फिर गामा कैमरा से दिल के चित्र लिए जाते हैं। यह जाँच कोरोनरी हृदय रोग की पुष्टि करने, हार्ट अटैक के बाद दिल की सही स्थिति जानने तथा बायपास ऑपरेशन से पहले और उसके बाद हृद् पेशियों के स्वास्थ्य का आकलन करने में उपयोगी साबित होती है।

थैलियम टेस्ट : थैलियम-201 एक रेडियो नाभिकीय तत्त्व है जो हृत्पेशी स्तर (हृद् पेशियों के तंतुओं, मायोकार्डियम) से विशेष लगाव रखता है। यह तत्त्व हृद् पेशियों में किस मात्रा में जज्ब होगा, यह दिल के उस हिस्से में कोरोनरी धमनी के रक्त प्रवाह और हृद् पेशियों के तंतुओं की शारीरिक स्थिति पर निर्भर करता है।

जाँच रेडियोन्यूक्लाइड प्रयोगशाला में की जाती है। पहले थैलियम-201 का इंजेक्शन लगाया जाता है, और फिर गामा कैमरा से दिल के चित्र उतारे जाते हैं। दिल के जिस हिस्से में खून का दौरा कमजोर होता है, उस भाग के तंतु रेडियोधर्मी तत्त्व जज्ब नहीं कर पाते। इसलिए उन्हें चित्रों पर अलग से पहचाना जा सकता है। जाँच

के दूसरे चरण में हृद् पेशियों पर शारीरिक श्रम का प्रभाव जानने के लिए ट्रेडमिल या बाइसिकिल अर्गोमीटर पर व्यायाम कराया जाता है और फिर से गामा कैमरा से दिल के चित्र लिए जाते हैं। यदि कहीं कोई संशय रह जाता है तो चार-छह घंटों के बाद एक बार और दिल के चित्र लिए जाते हैं। जाँच की मुख्य उपयोगिता कोरोनरी हृदय रोग के निदान में है। हृद् पेशियों में खून के दौरे की कमी और दिल के दौरे के बाद हृद् पेशियों की वास्तविक स्थिति का पता लगाने में यह एक महत्वपूर्ण जाँच है।

कोरोनरी ऐंजियोग्राफी

कोरोनरी ऐंजियोग्राफी जाँच में विशेष युक्ति से कंट्रास्ट डालकर कोरोनरी धमनियों के हूबहू चित्र उतारे जाते हैं। यह जाँच उस समय की जाती है जब किसी भी दूसरी जाँच से सीने के दर्द का सही कारण पता नहीं चलता या कोरोनरी हृदय रोग इतना गंभीर हो चुका होता है कि कोरोनरी ऐंजियोप्लास्टी या बायपास ऑपरेशन करने का फैसला लेना होता है।

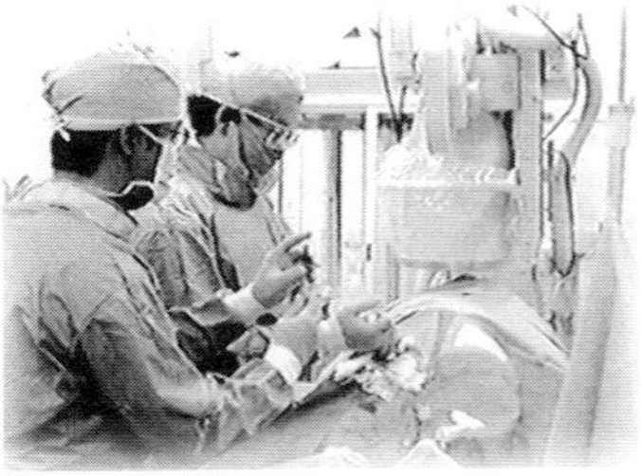

यह जाँच कार्डियक लैब में की जाती है। यह कक्ष बहुत कुछ ऑपरेशन थिएटर जैसा होता है जिसमें विशेष फ्लोरोस्कॉपी एक्स-रे यूनिट लगी होती है। बाँह या जाँघ की धमनी में छोटा सा पंक्चर कर एक लंबी पतली और लचीली ट्यूब (कैथेटर) उसके भीतर दाखिल की जाती है। इसे अंदर ही अंदर धीरे-धीरे सरकाकर महाधमनी तक ले जाया जाता है। जब कोरोनरी धमनियों का मुँह दिखने लगता है तो उसमें कंट्रास्ट इंजेक्ट करके अलग-अलग कोण से कोरोनरी धमनियों के एक्स-रे चित्र सिने फिल्म पर खींच लिए जाते हैं। इससे कोरोनरी धमनियों के पूरे जाल की जीती-जागती तस्वीरें आँखों के सामने आ जाती हैं। पूरी की पूरी फिल्म वीडियो या सी.डी. पर भी रिकार्ड की जा सकती है। तस्वीरों का अध्ययन करने से यह स्पष्ट हो जाता है कि रोग कितना फैला हुआ है—कौन-कौन सी कोरोनरी धमनियाँ किस-किस भाग में किस हद तक बंद हैं। इसे देख ही सर्जन यह महत्वपूर्ण फैसला लेता है कि उसे कहाँ-कहाँ ग्राफ्ट रोपित करने हैं।

एमआर ऐंजियोग्राफी

कोरोनरी धमनियों के चित्र प्राप्त करने के लिए रेडियोलॉजिस्ट आजकल मैग्नेटिक रेजोनेंस ऐंजियोग्राफी तकनीक का भी प्रयोग कर रहे हैं। इस जाँच से भी कोरोनरी धमनियों के पूरे जाल की जीती-जागती तस्वीरें प्राप्त की जा सकती हैं, लेकिन अभी इस तकनीक में और अधिक अनुभव और महारत प्राप्त होने की जरूरत है। यदि यह जाँच विश्वसनीय साबित होती है तो इसका सबसे बड़ा लाभ यह होगा कि रोगी को कैथेटराइजेशन के चक्कर से छुटकारा मिल जाएगा।